Dieses Buch Gehört

_____

_____

_____

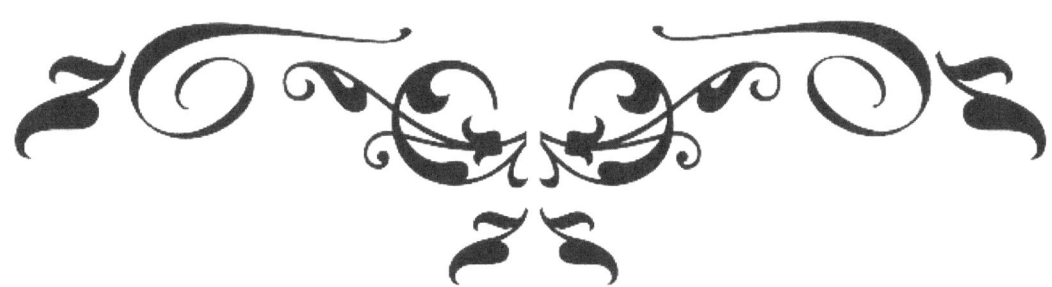

VOLLSTÄNDIGES SKELETT EINES PFERDES

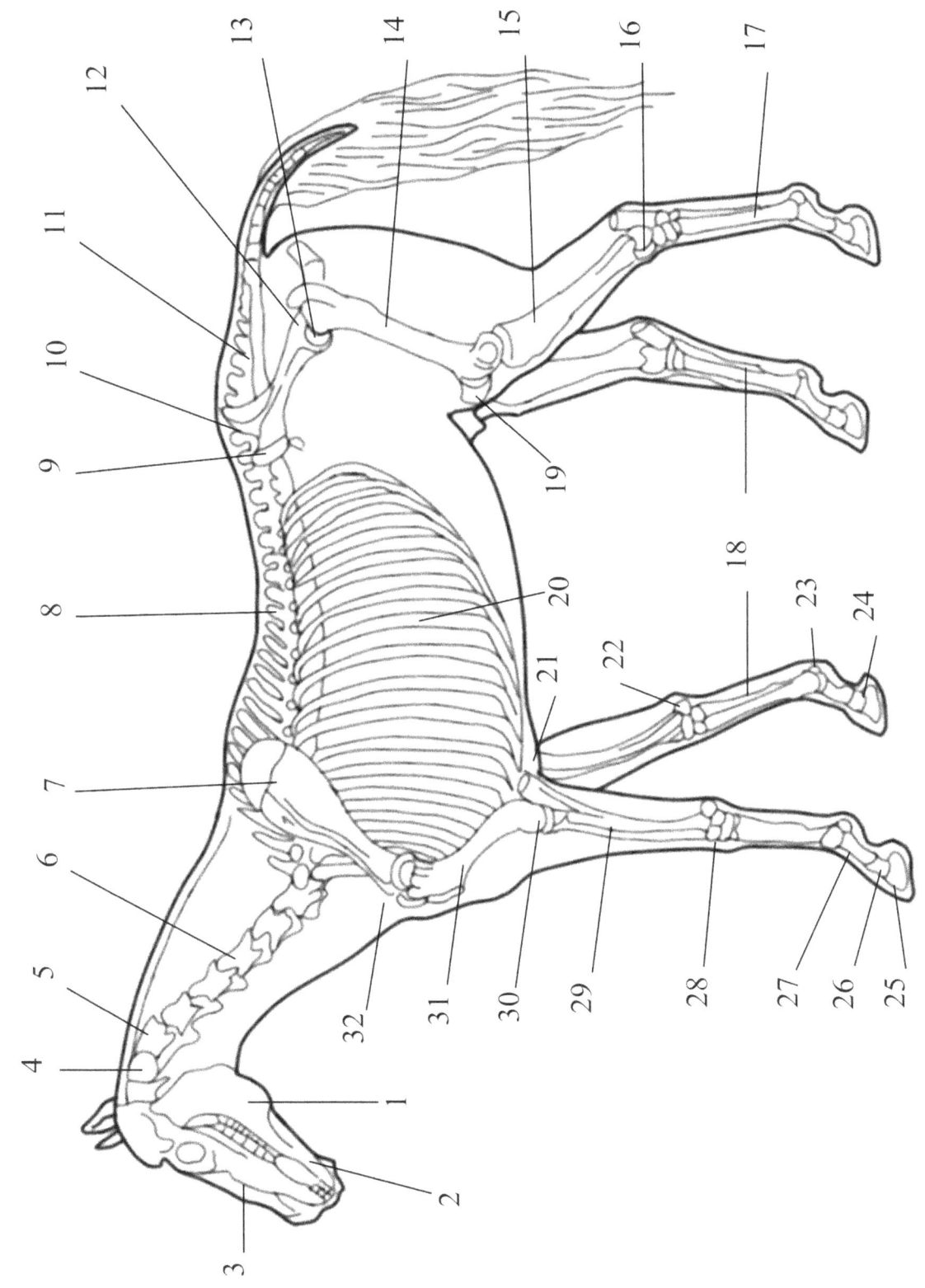

VORDERBEIN

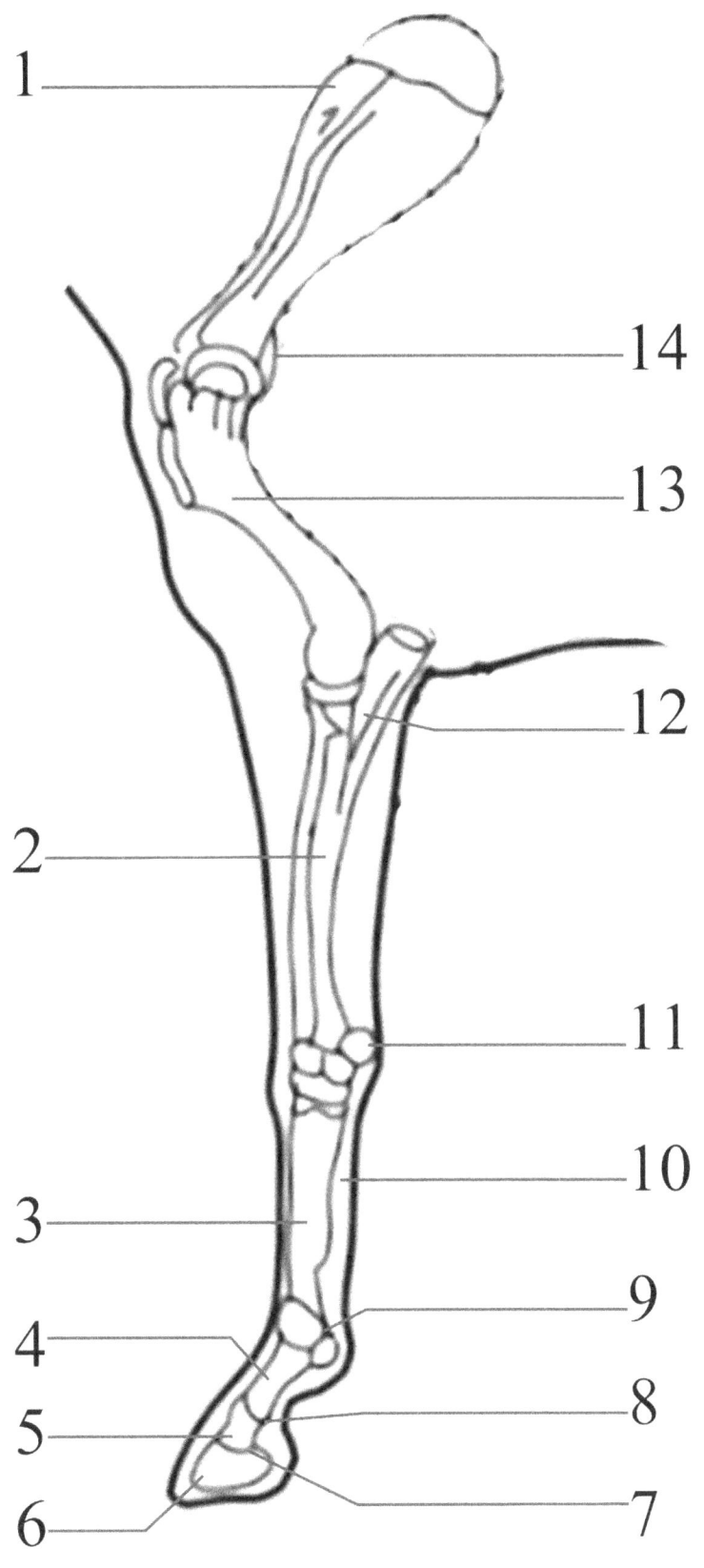

1

14

13

12

2

11

10

3

9

4

8

5

7

6

ANTERIORANSICHT DES KARPUS DES PFERDES

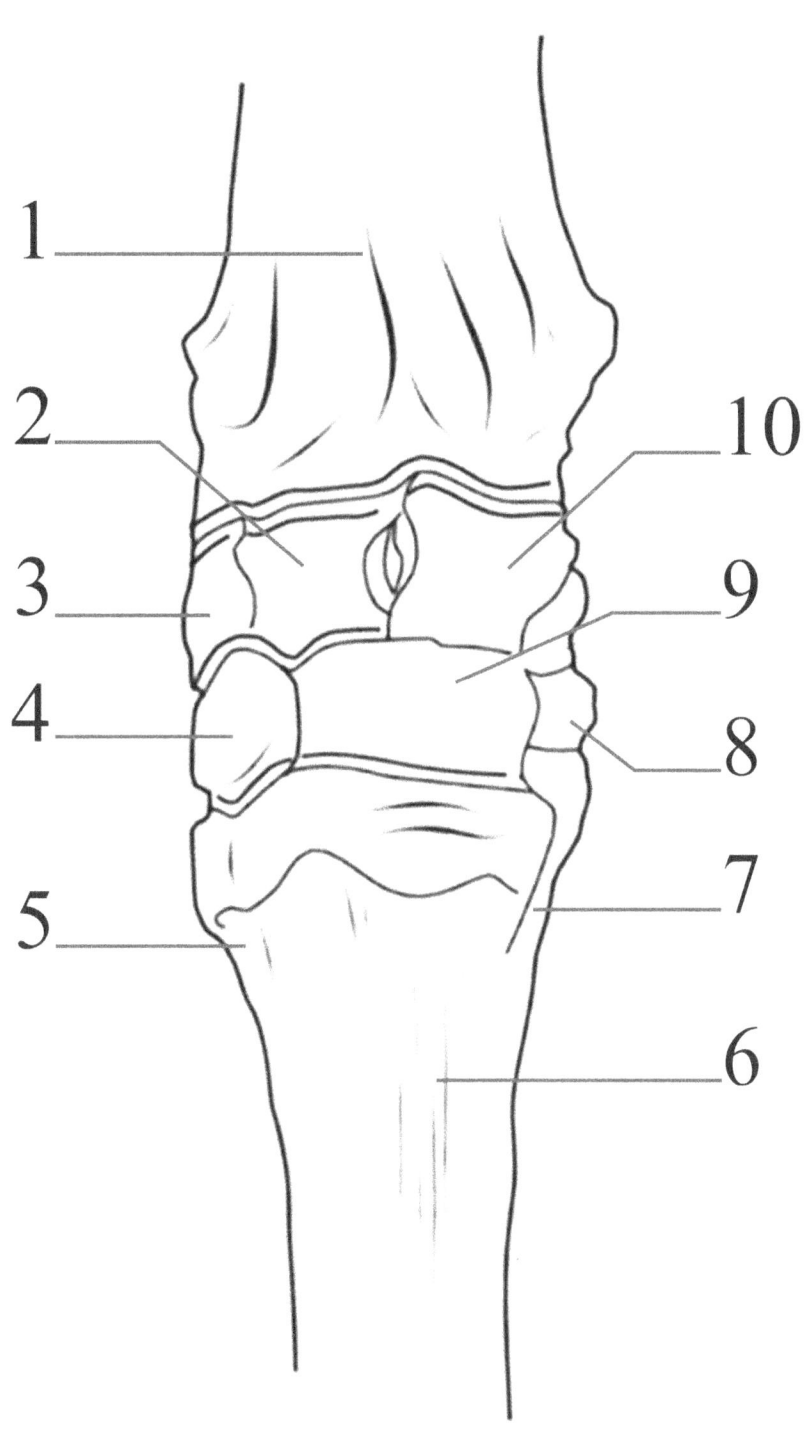

HINTERBEIN

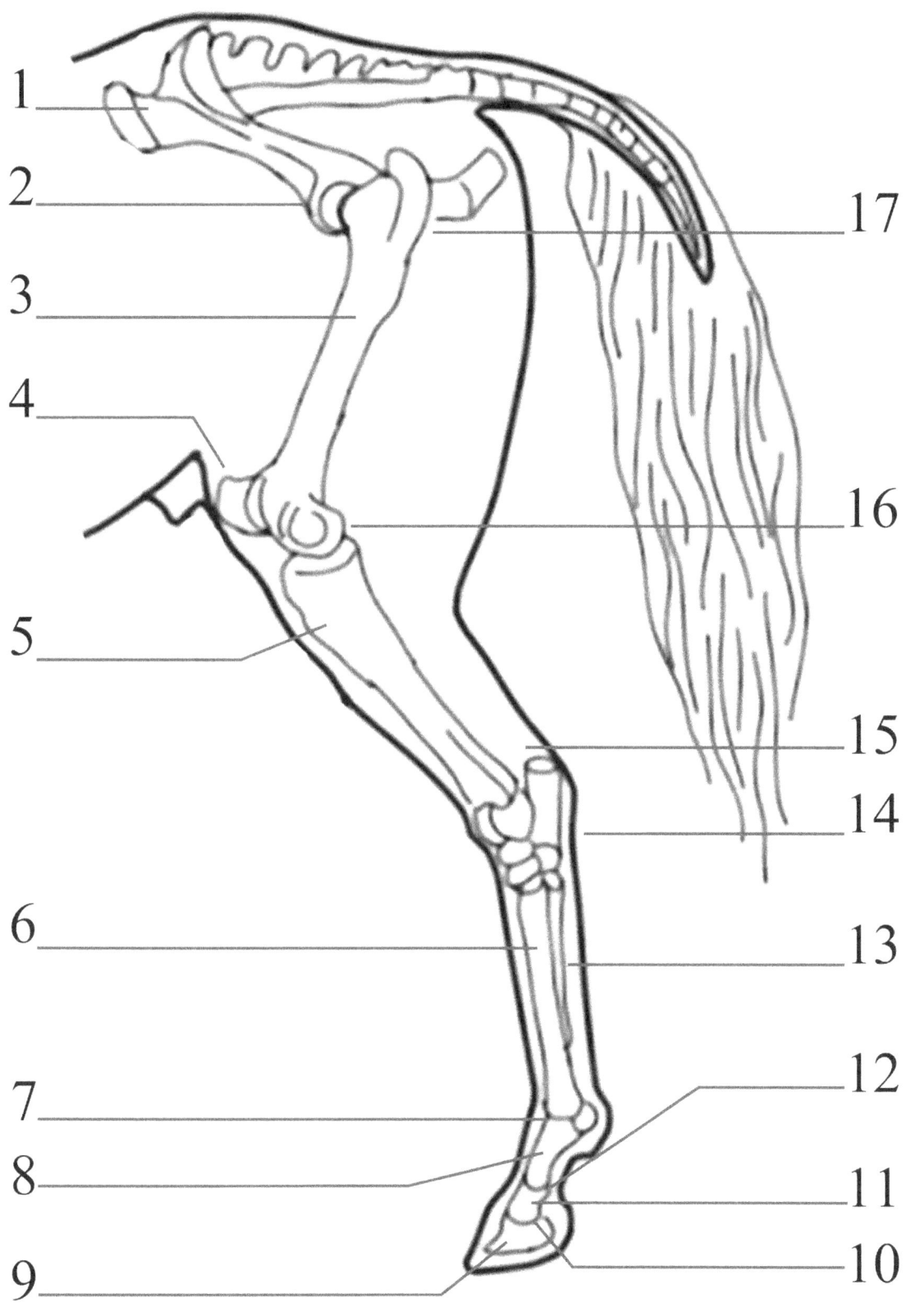

1

2

3

4

5

6

7

8

9

17

16

15

14

13

12

11

10

PFERD TARSUS UND STIFEL

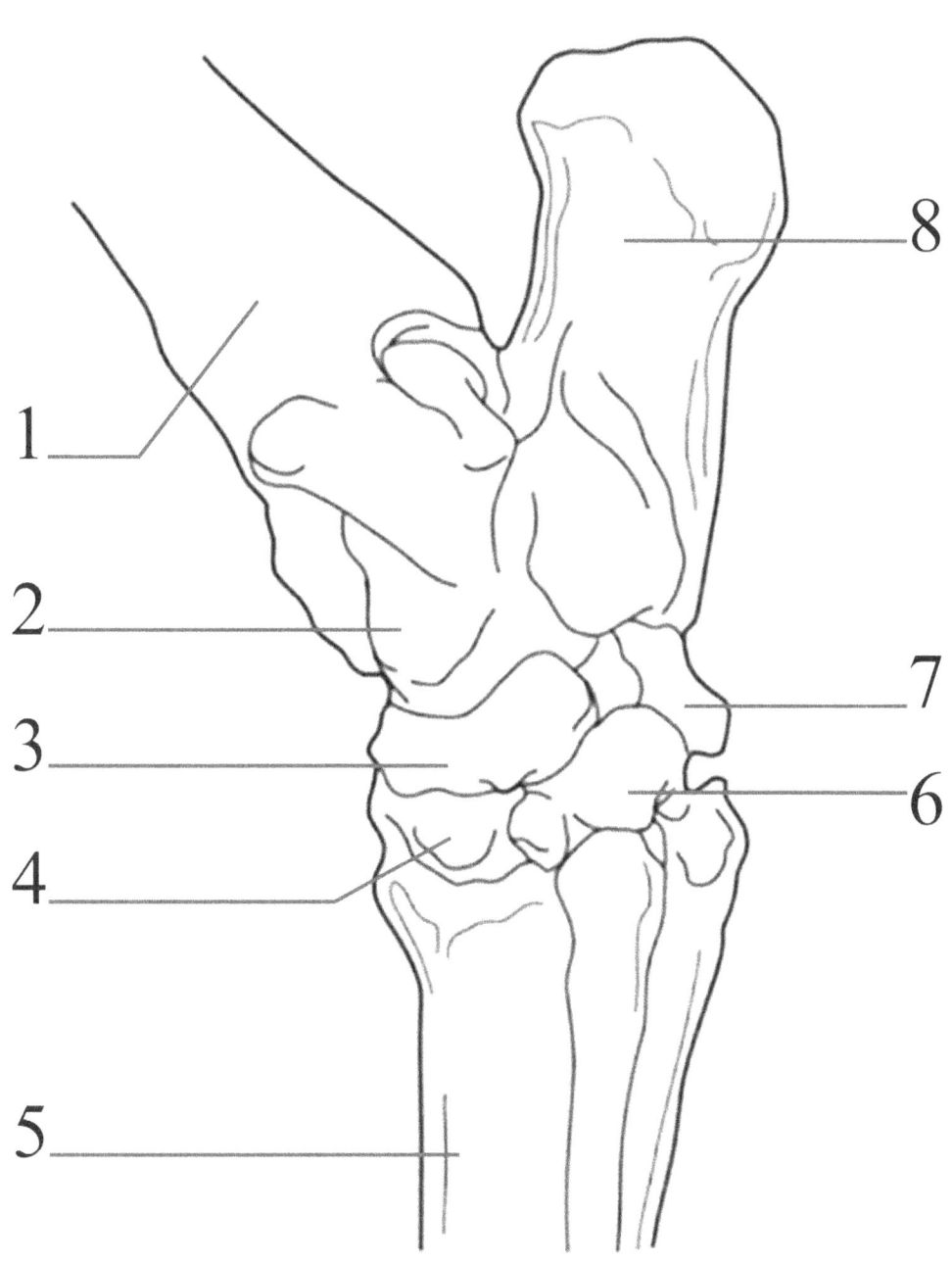

1

2

3

4

5

8

7

6

SPINALKABEL EINES JUNGEN PFERDES

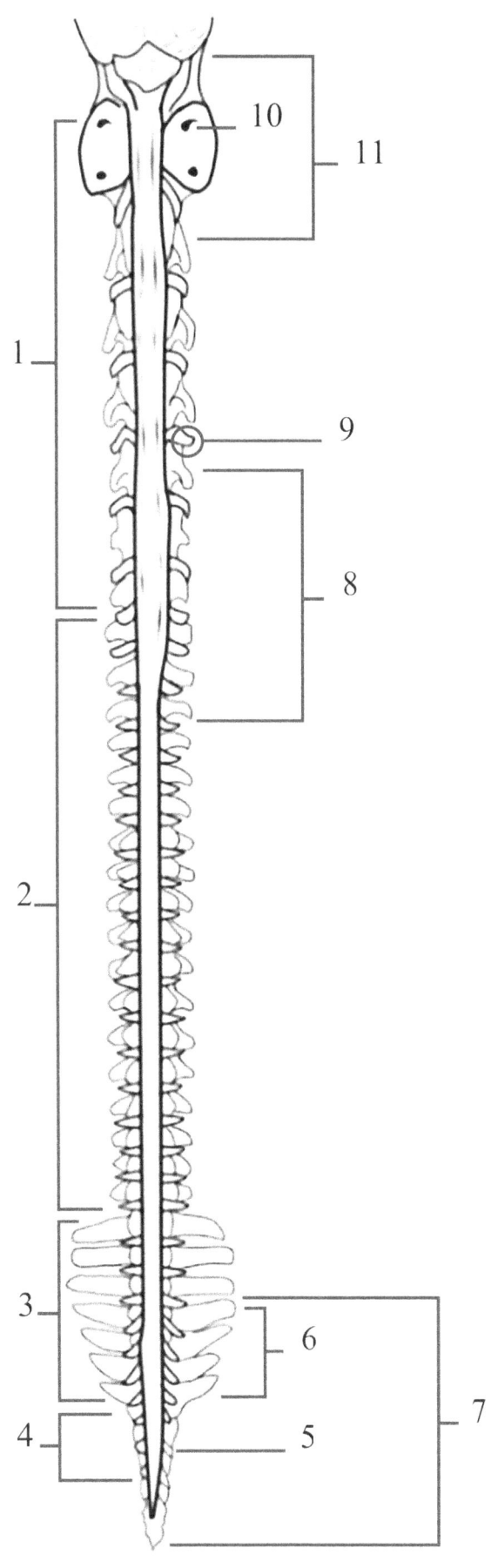

PFERDESCHÄDEL

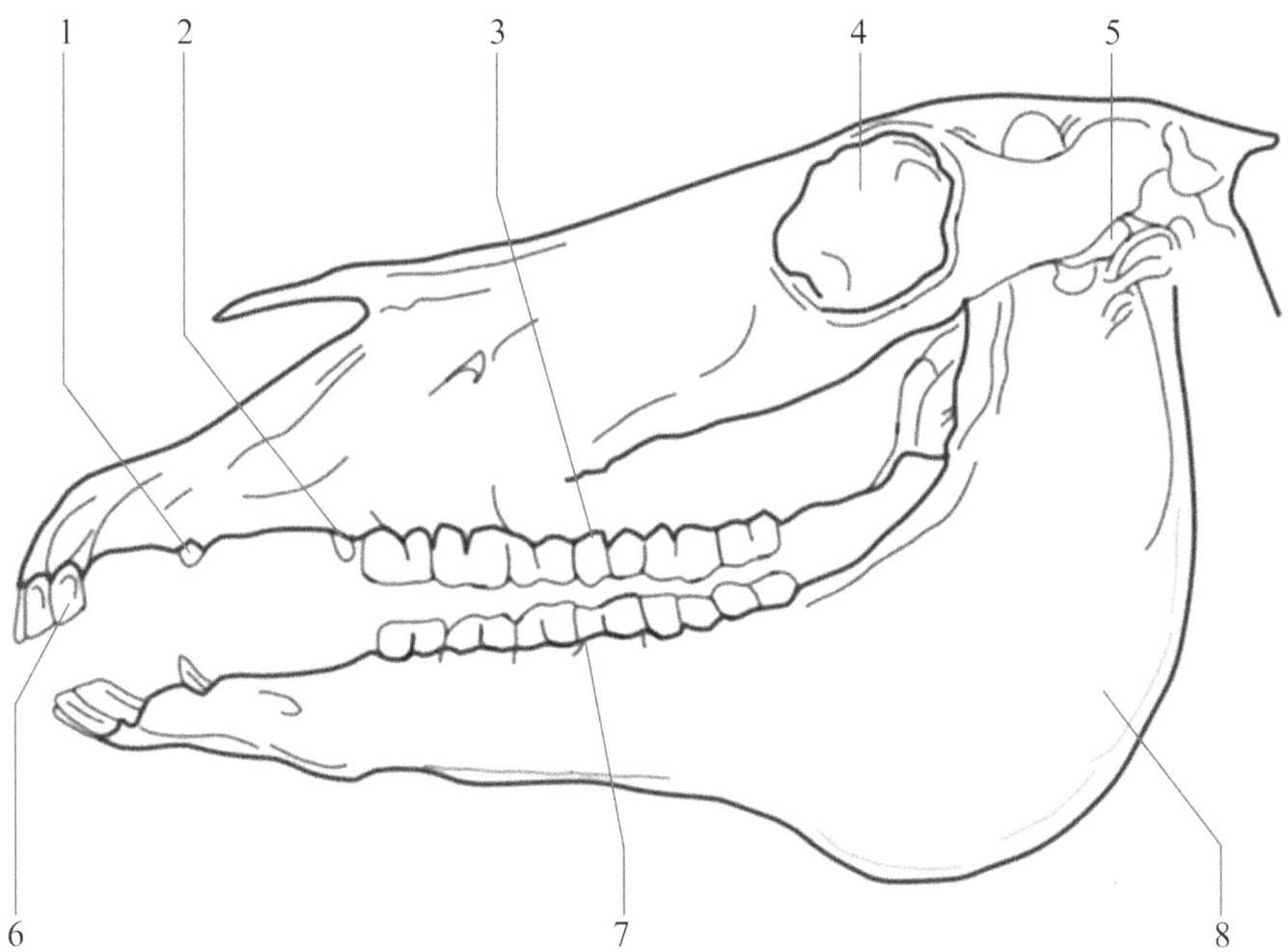

PFERDEZAHNHEILKUNDE

Oberkiefer (Oben)   Unterkiefer (Unten)

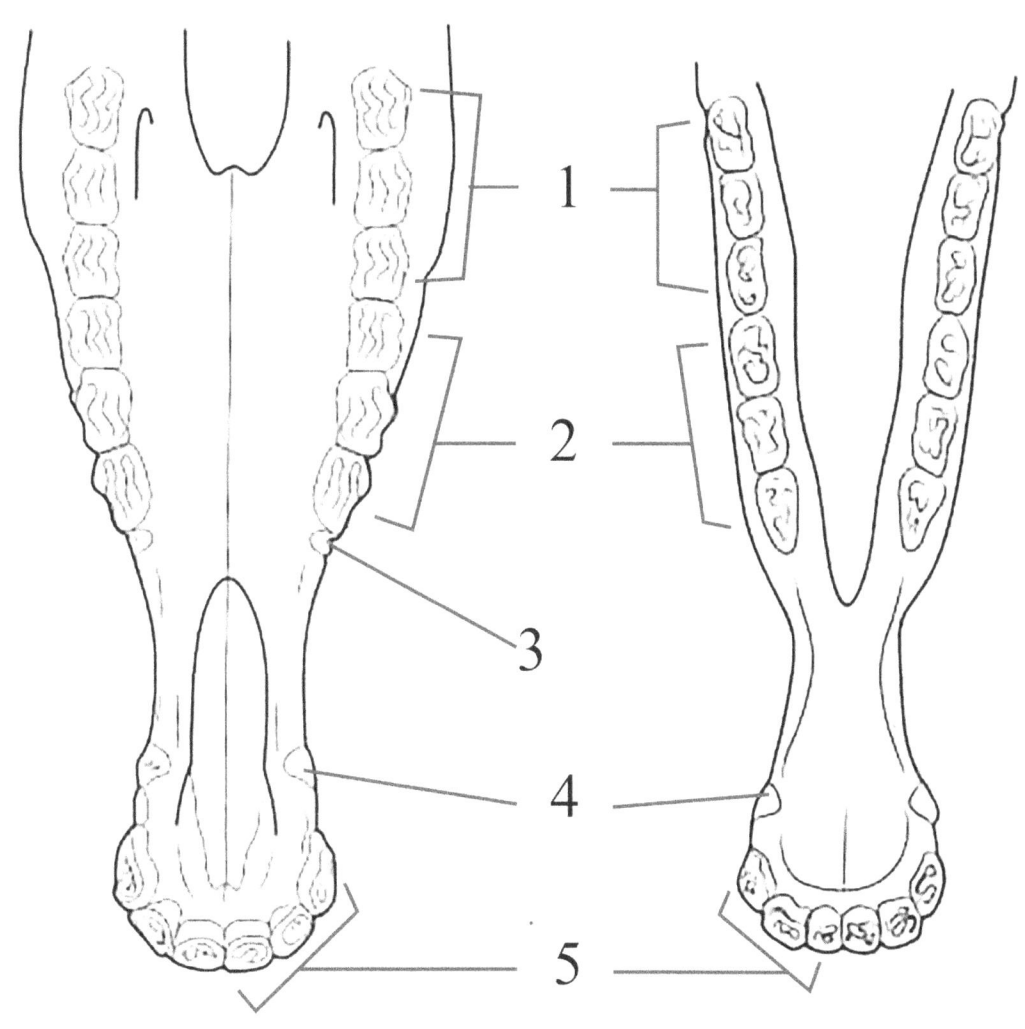

PFERDEHUF

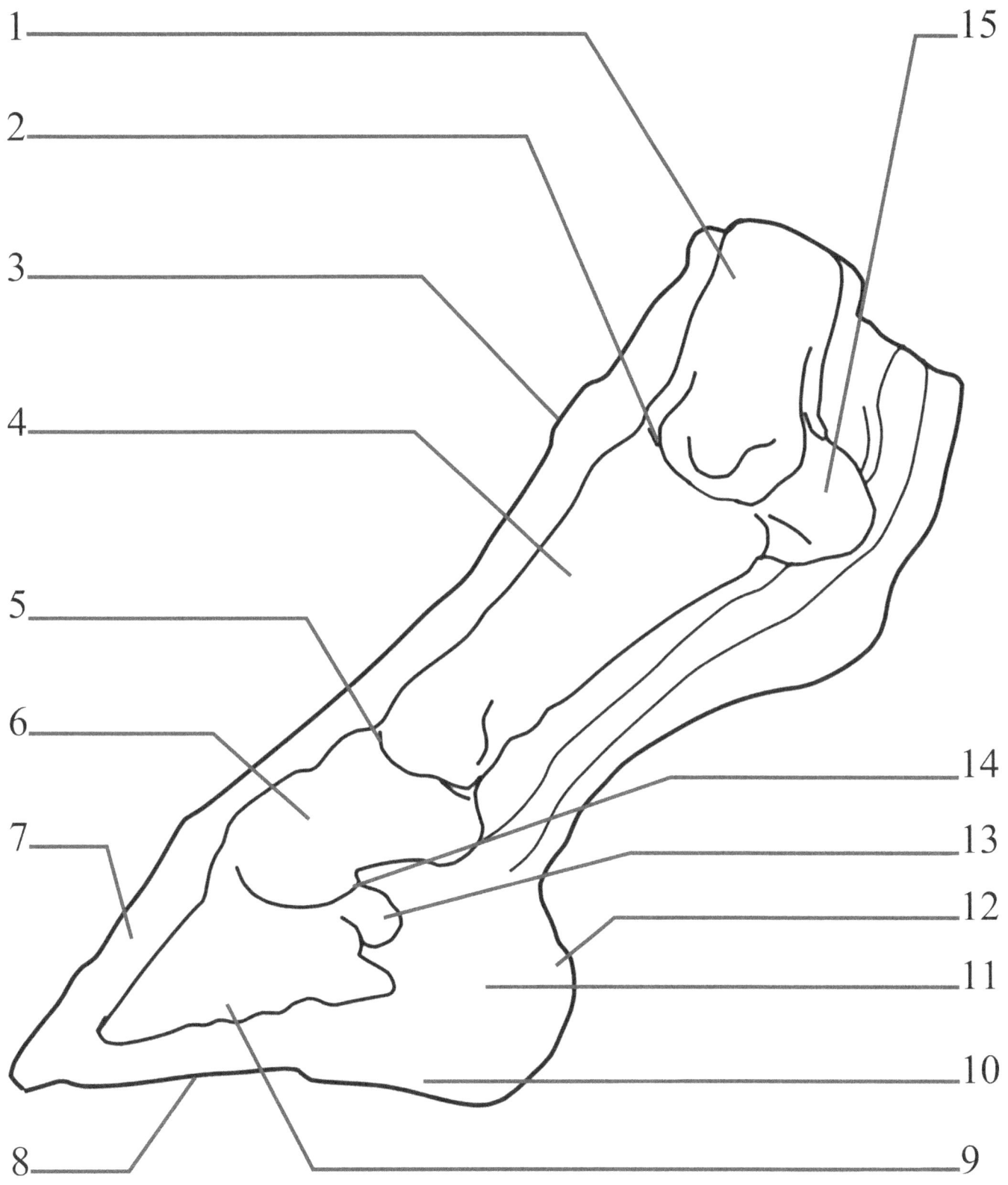

1

2

3

4

5

6

7

8

9

10

11

12

13

14

15

AUSSENANSICHT UND BODENOBERFLÄCHE DES HUFES

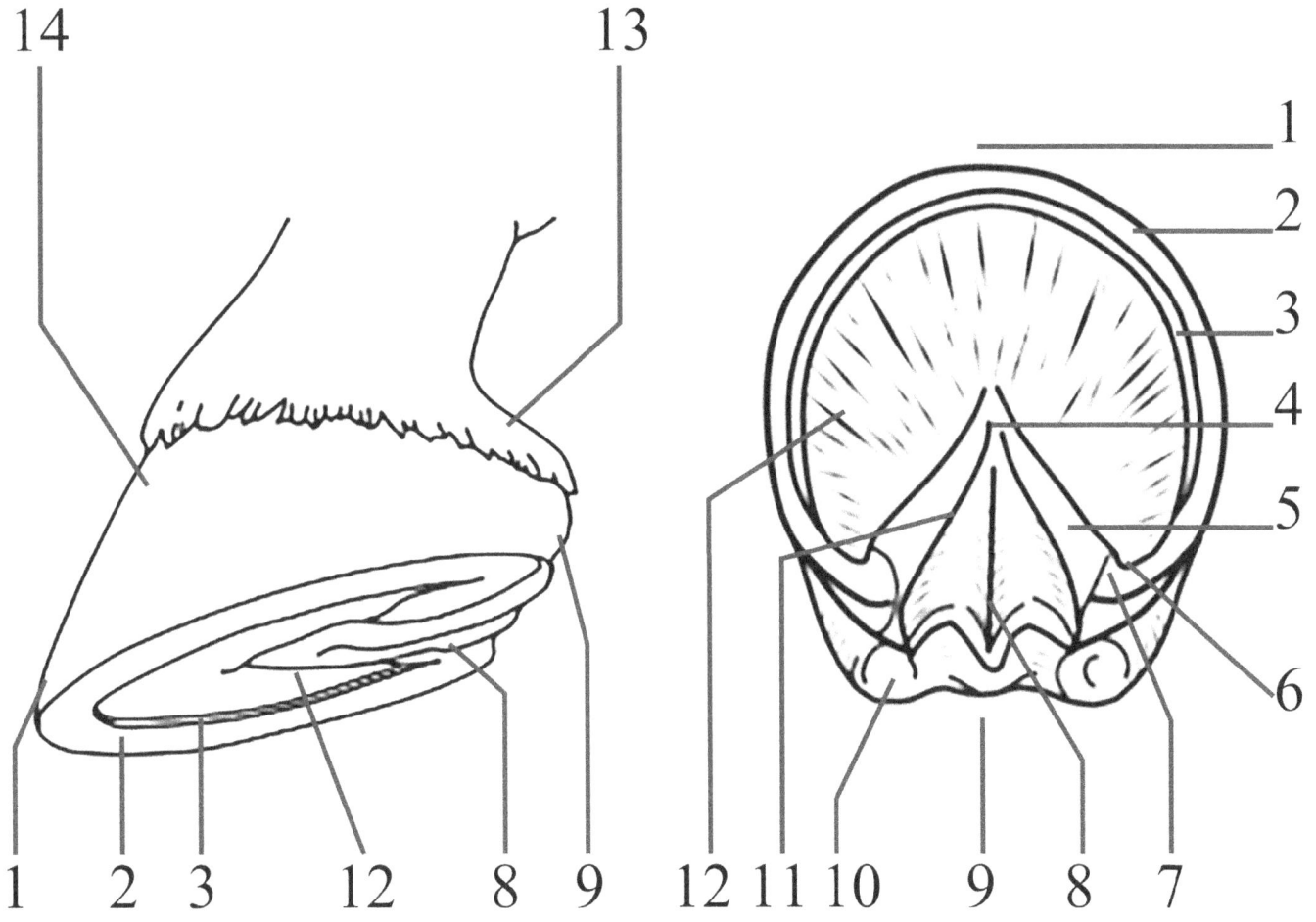

GLIEDMAßEN SEHNE UND BAND

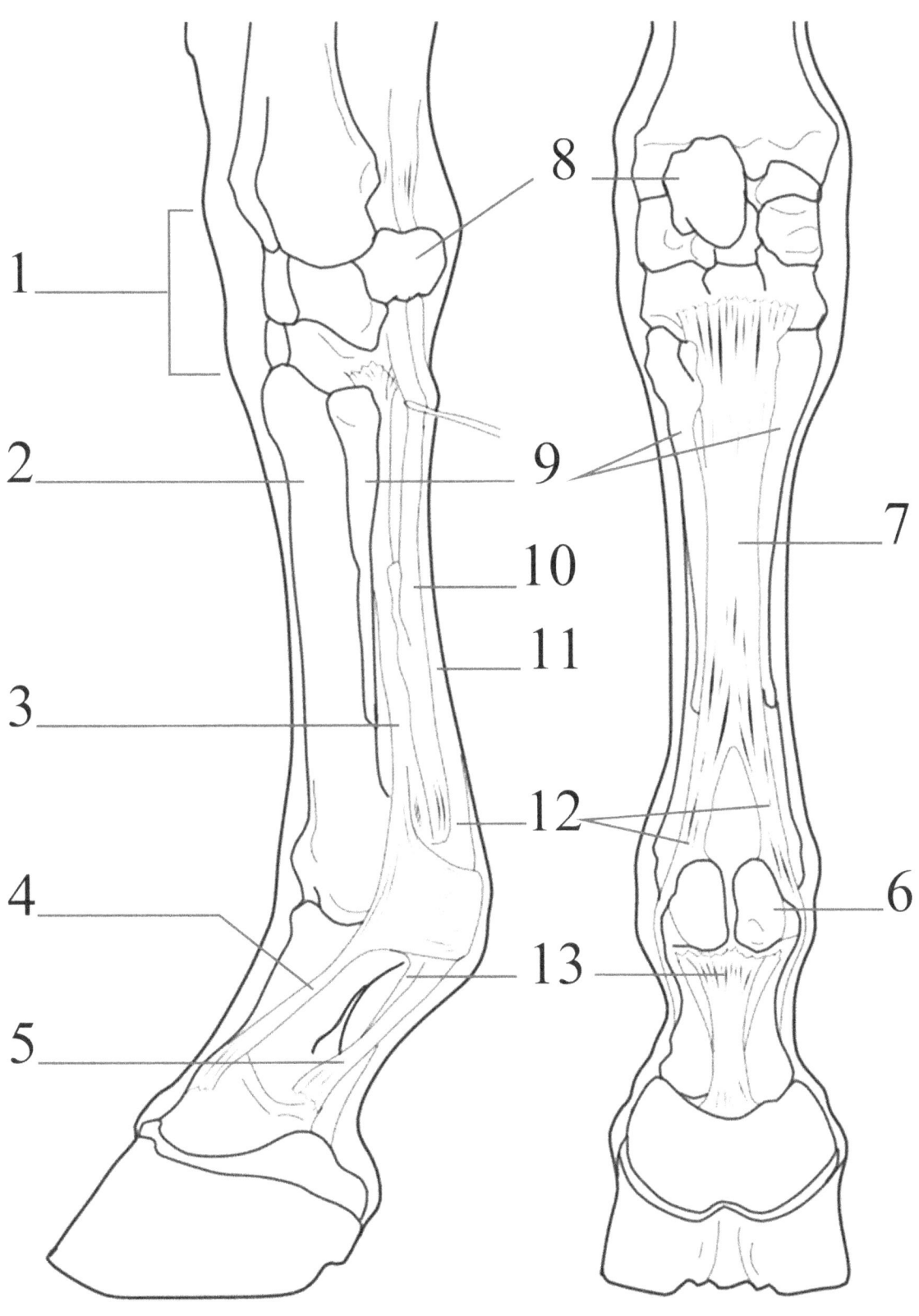

RÜCKSEITE DES PFERDEHIRNES MIT ABSCHNITT LINKS HÄMISPHÄRE

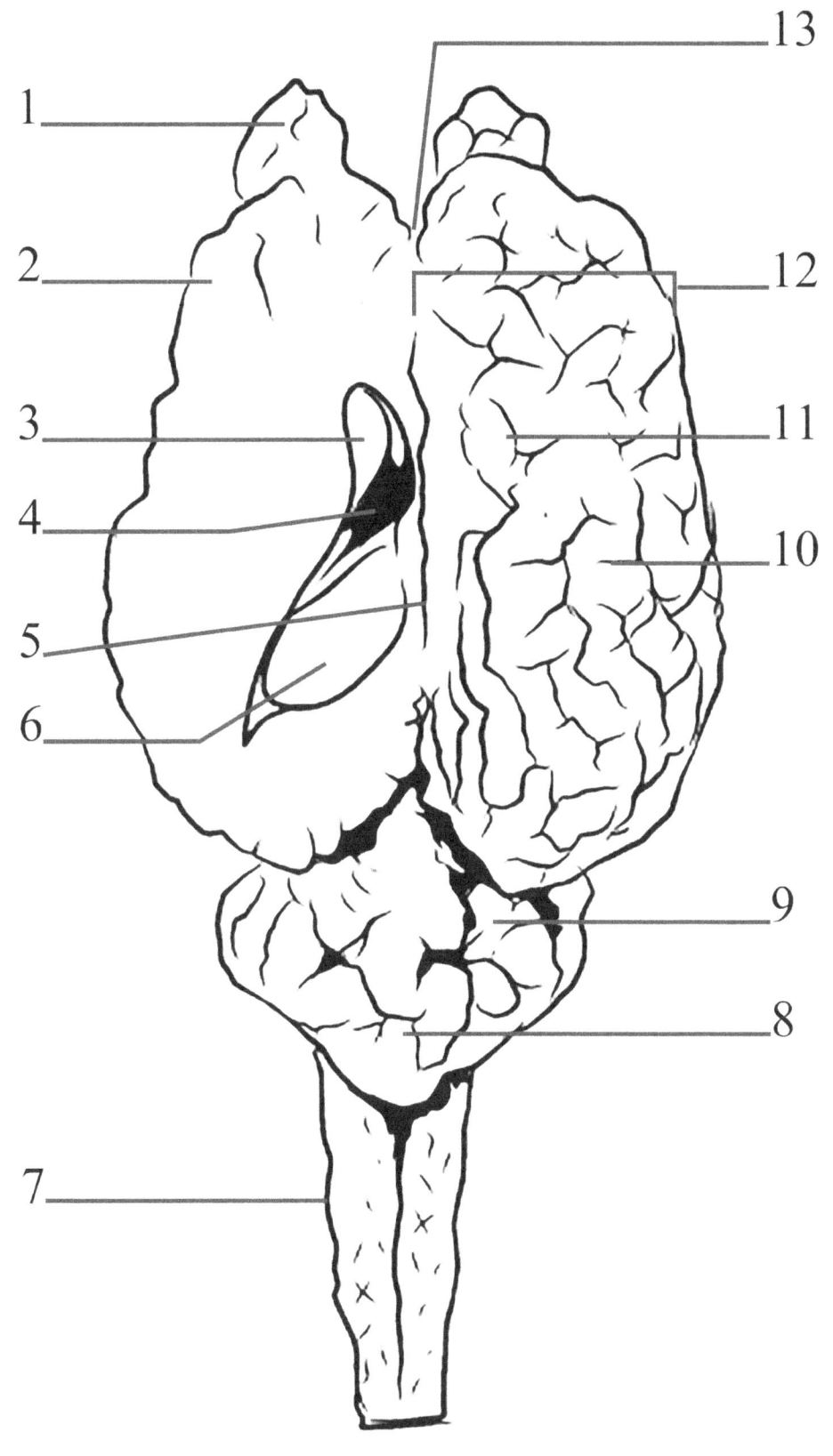

PFERDEAUG

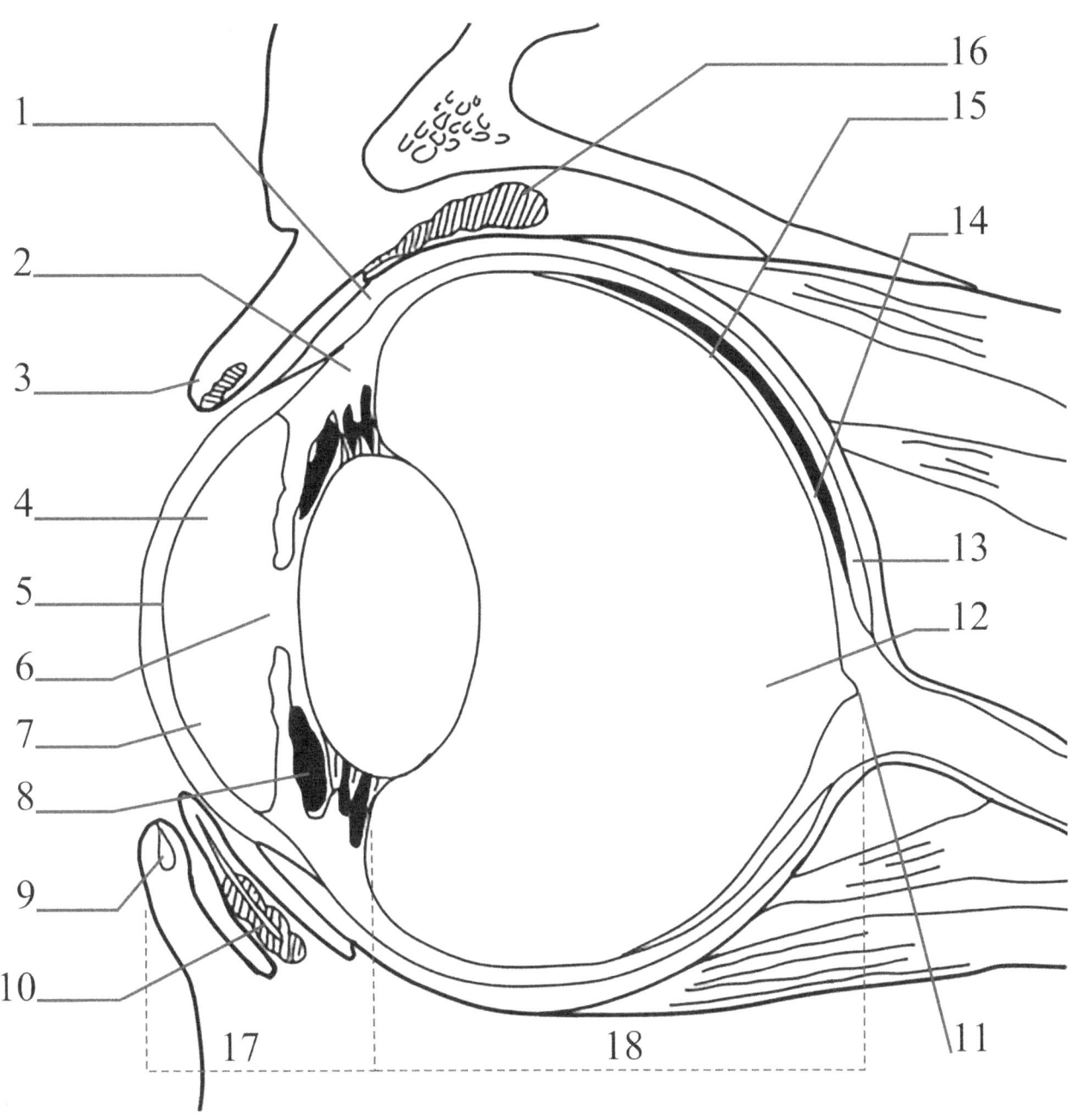

AUSSENANSICHT DES PFERDESAUGES

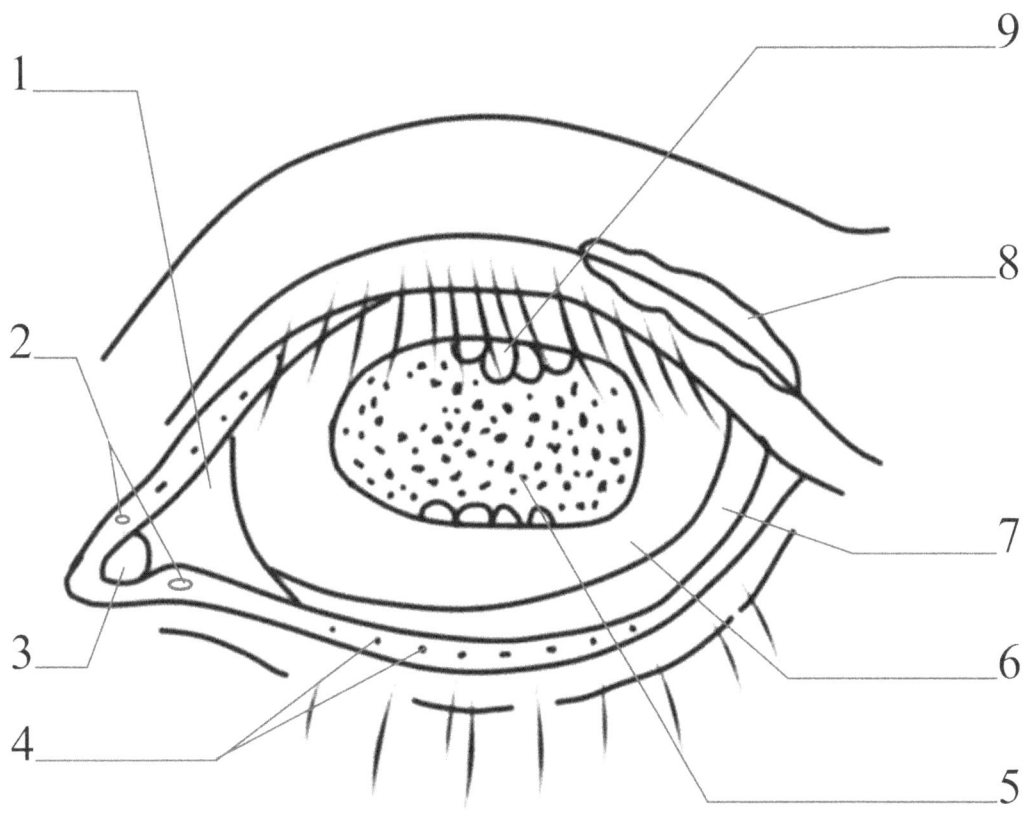

ANATOMIE EINER PFERDEZUNGE

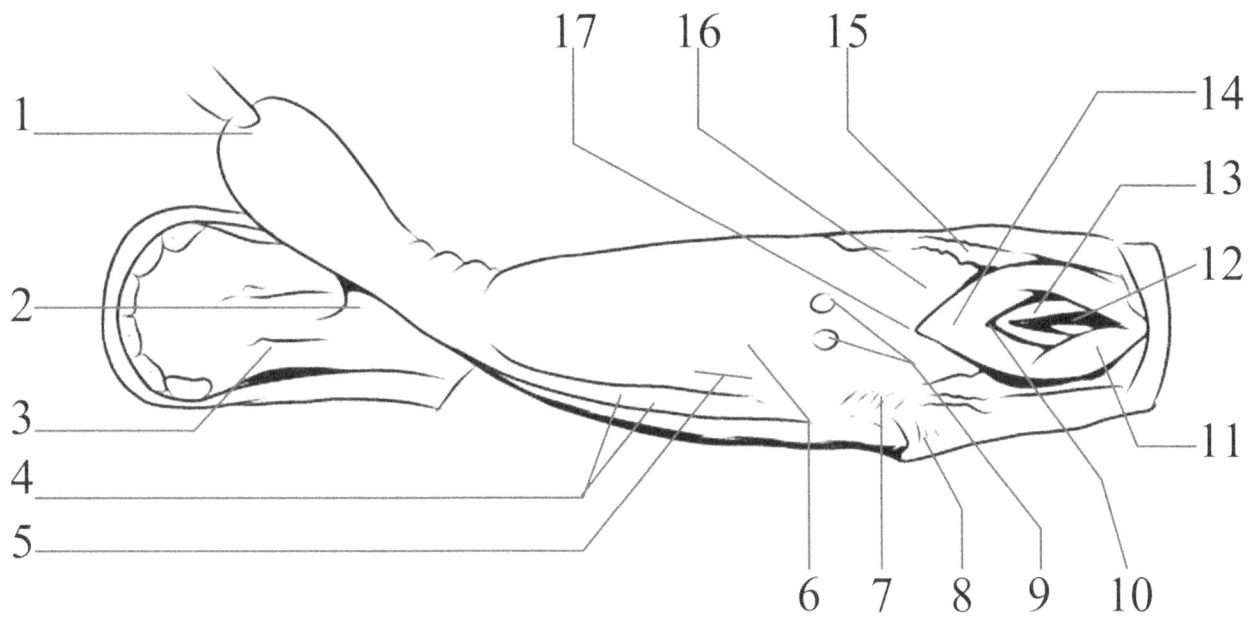

1
2
3
4
5

17   16   15   14

13

12

11

6   7   8   9   10

PFERD OHR

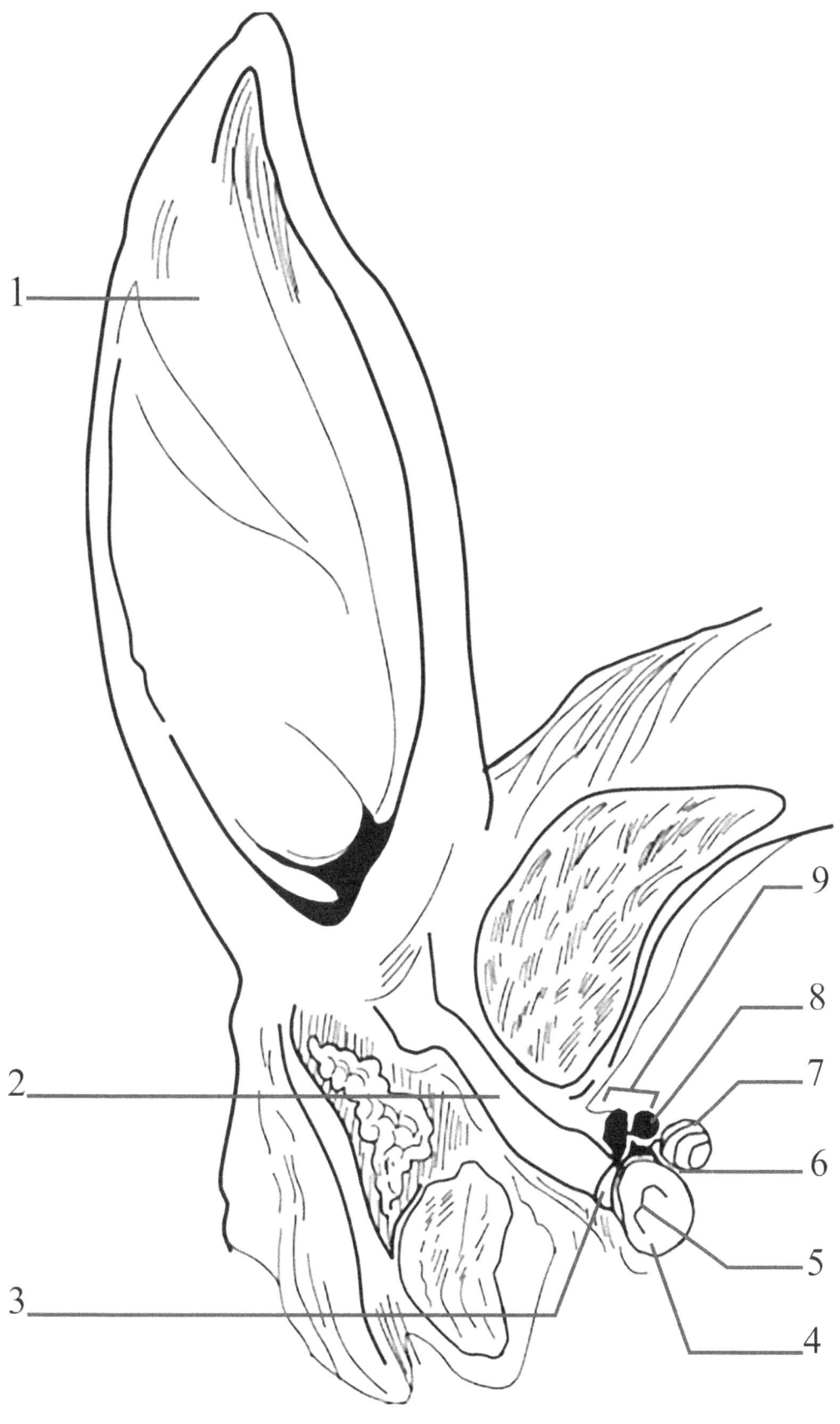

STRUKTUR DER PFERDEHAUT

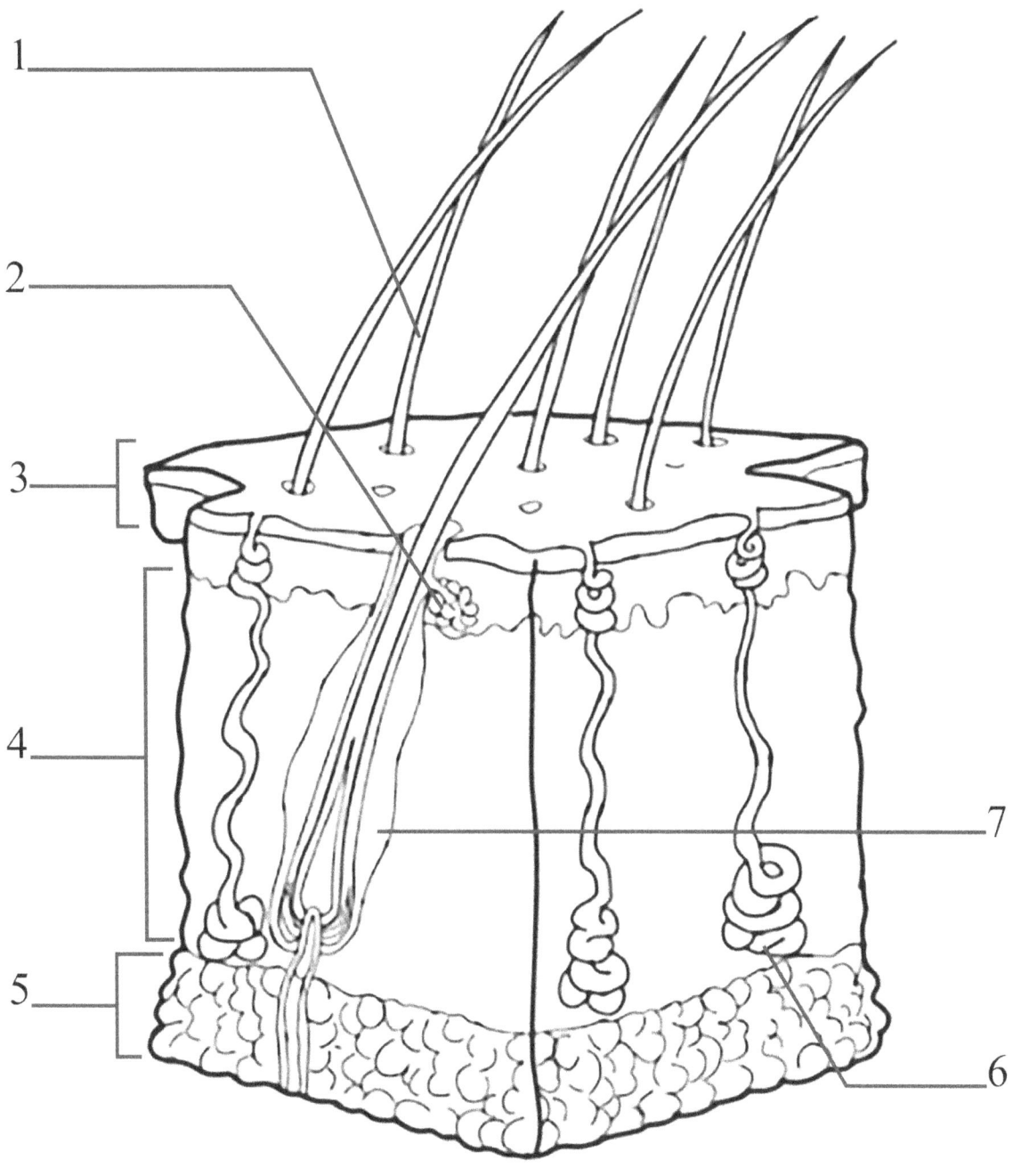

PFERDEATMUNGSSYSTEM

1

2

3

4

5

6

7

8

9

10

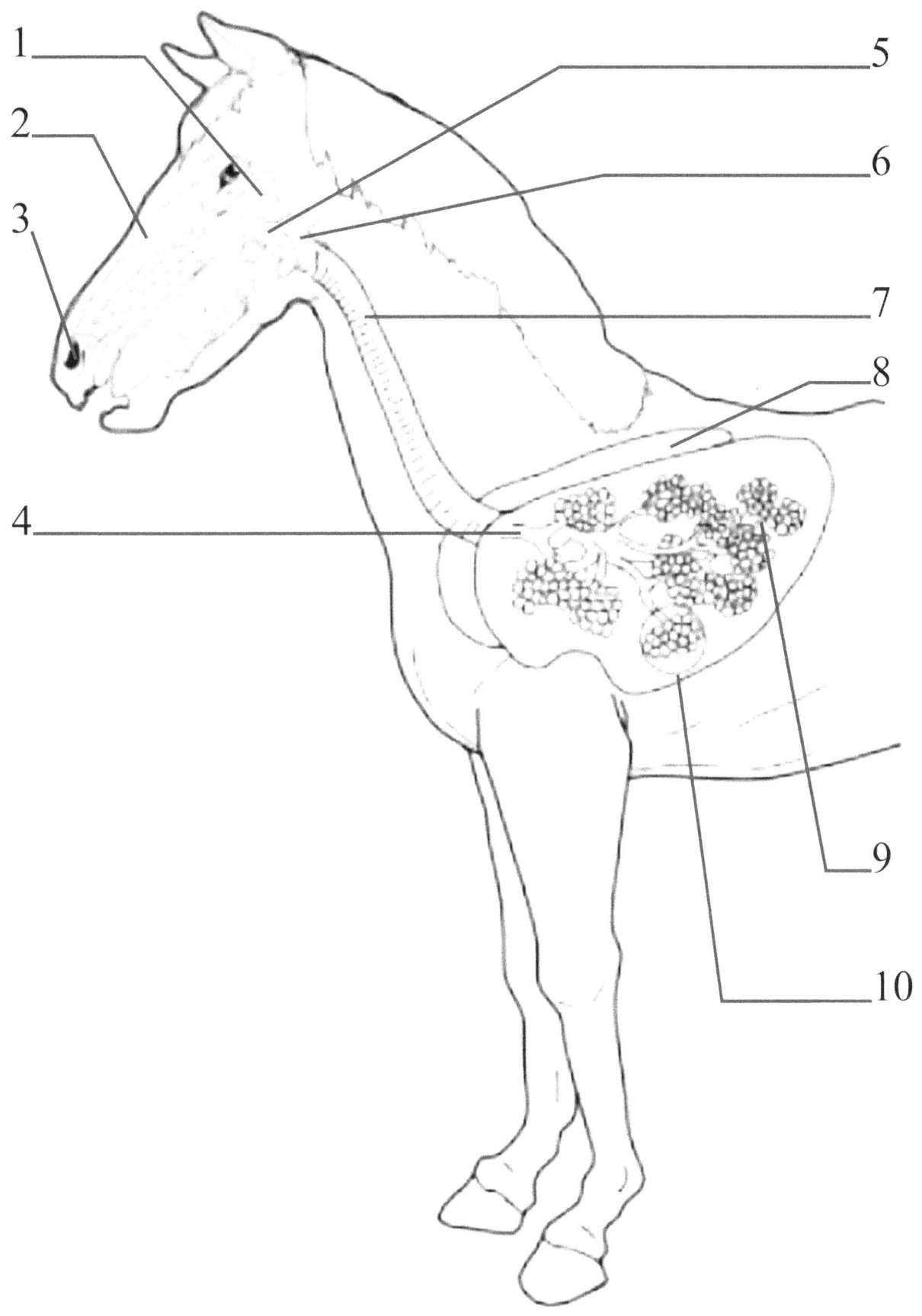

VENTRALE ANSICHT DER LUNGEN

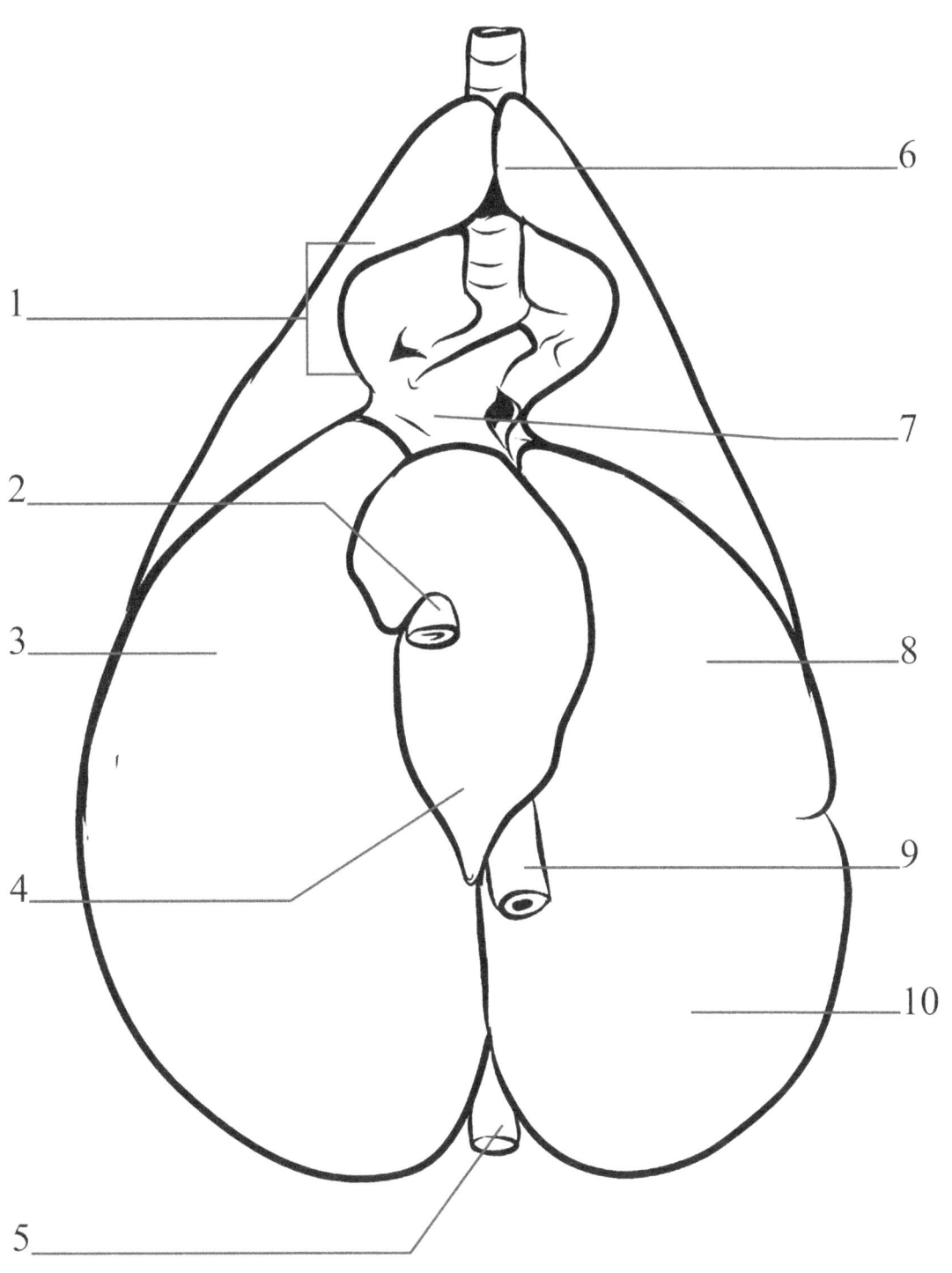

1 _____

2 _____

3 _____

4 _____

5 _____

6 _____

7 _____

8 _____

9 _____

10 _____

RÜCKANSICHT VON BRONCHIALBAUM

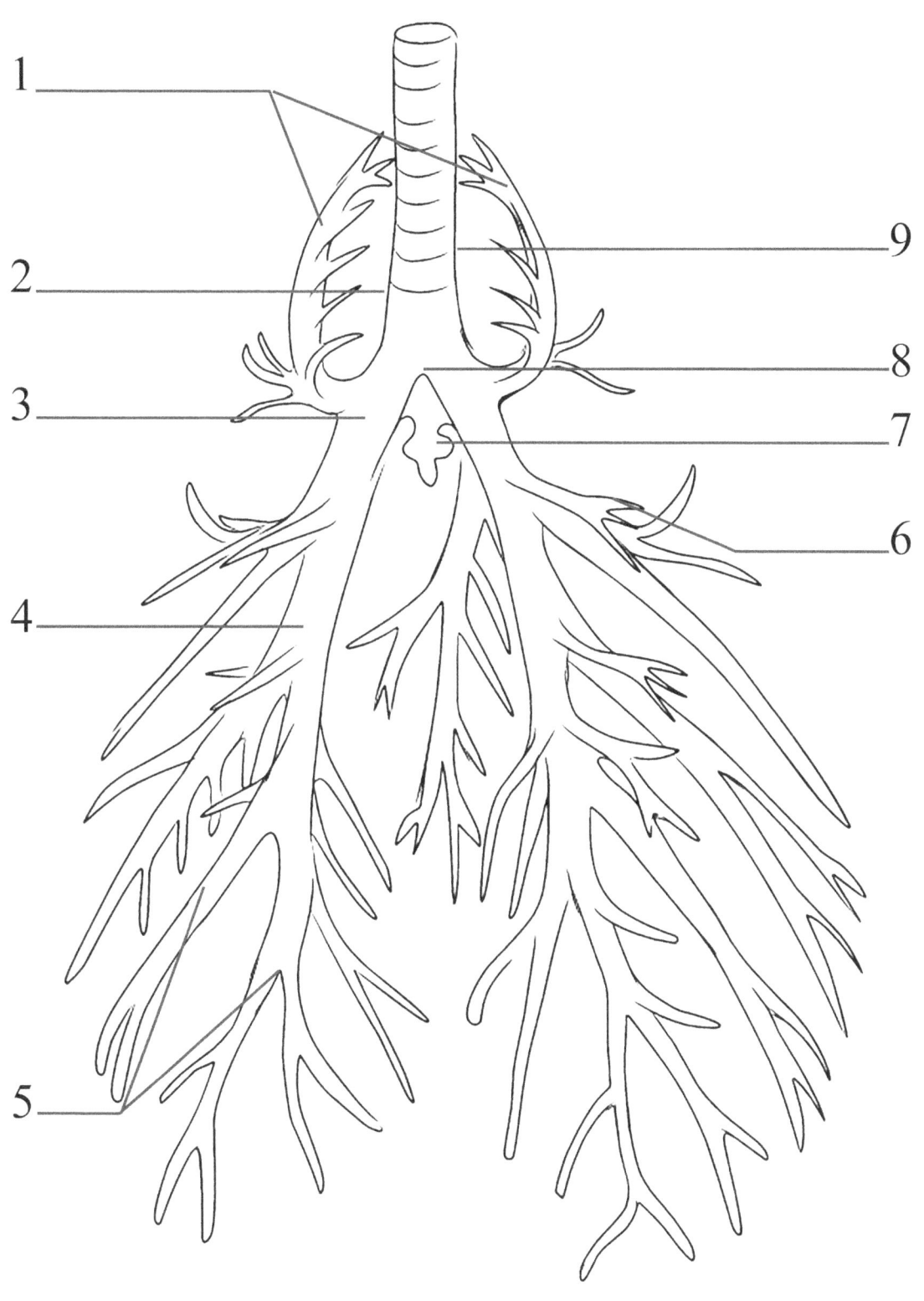

1

2

3

4

5

9

8

7

6

VERDAUUNGSSYSTEM EINES PFERDES

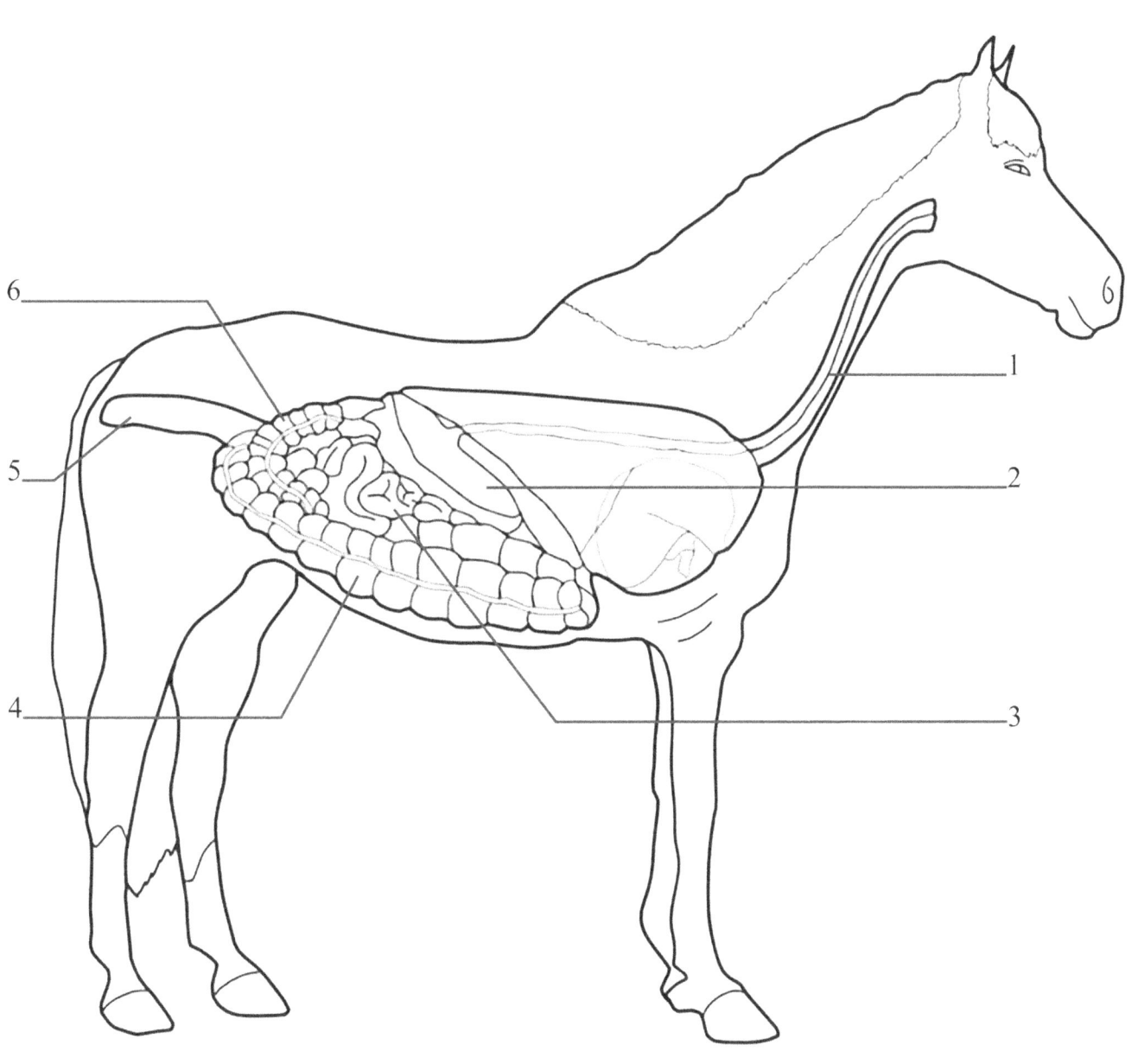

DER PFERDEBAUCH

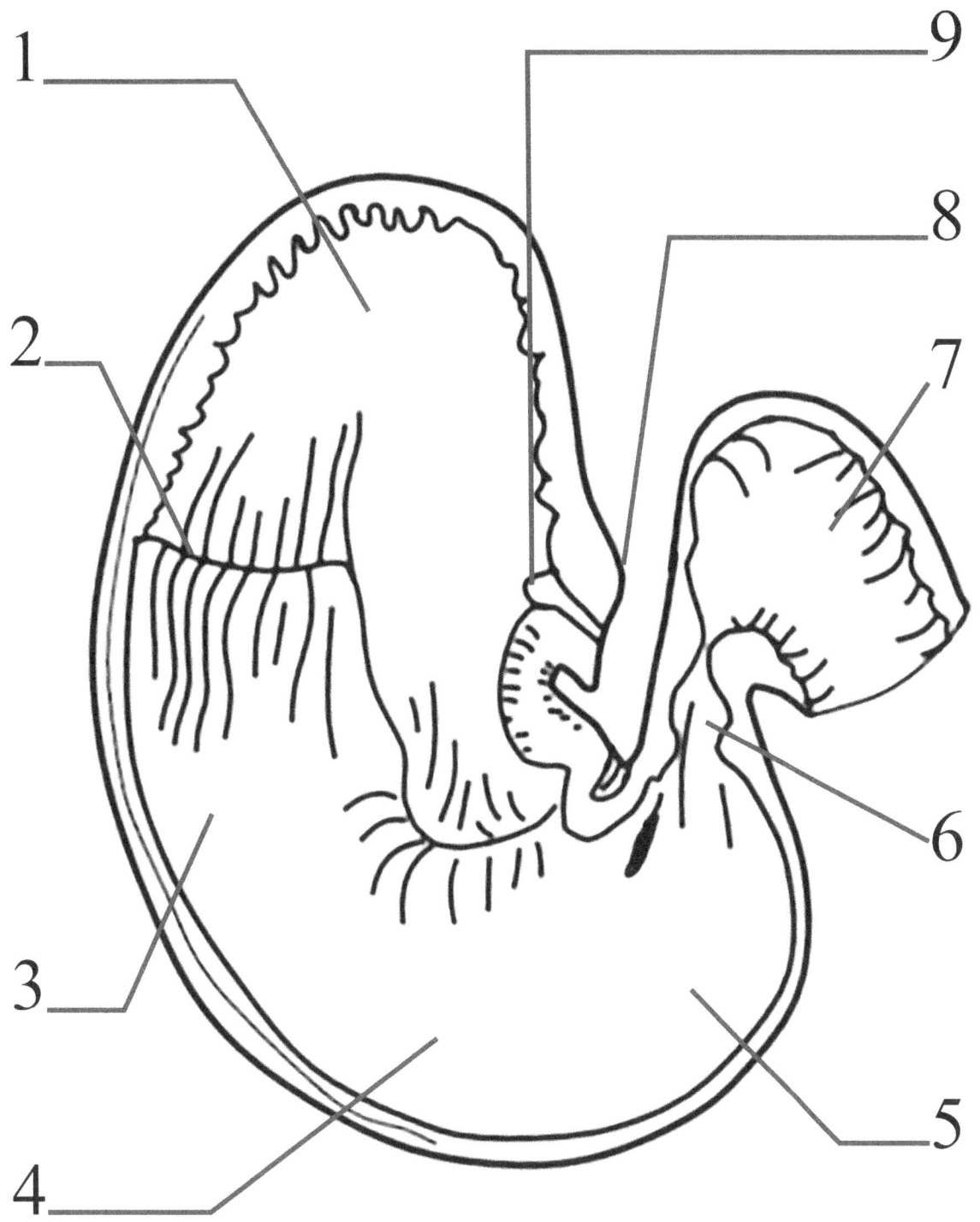

GROSSER DARM EINES PFERDES

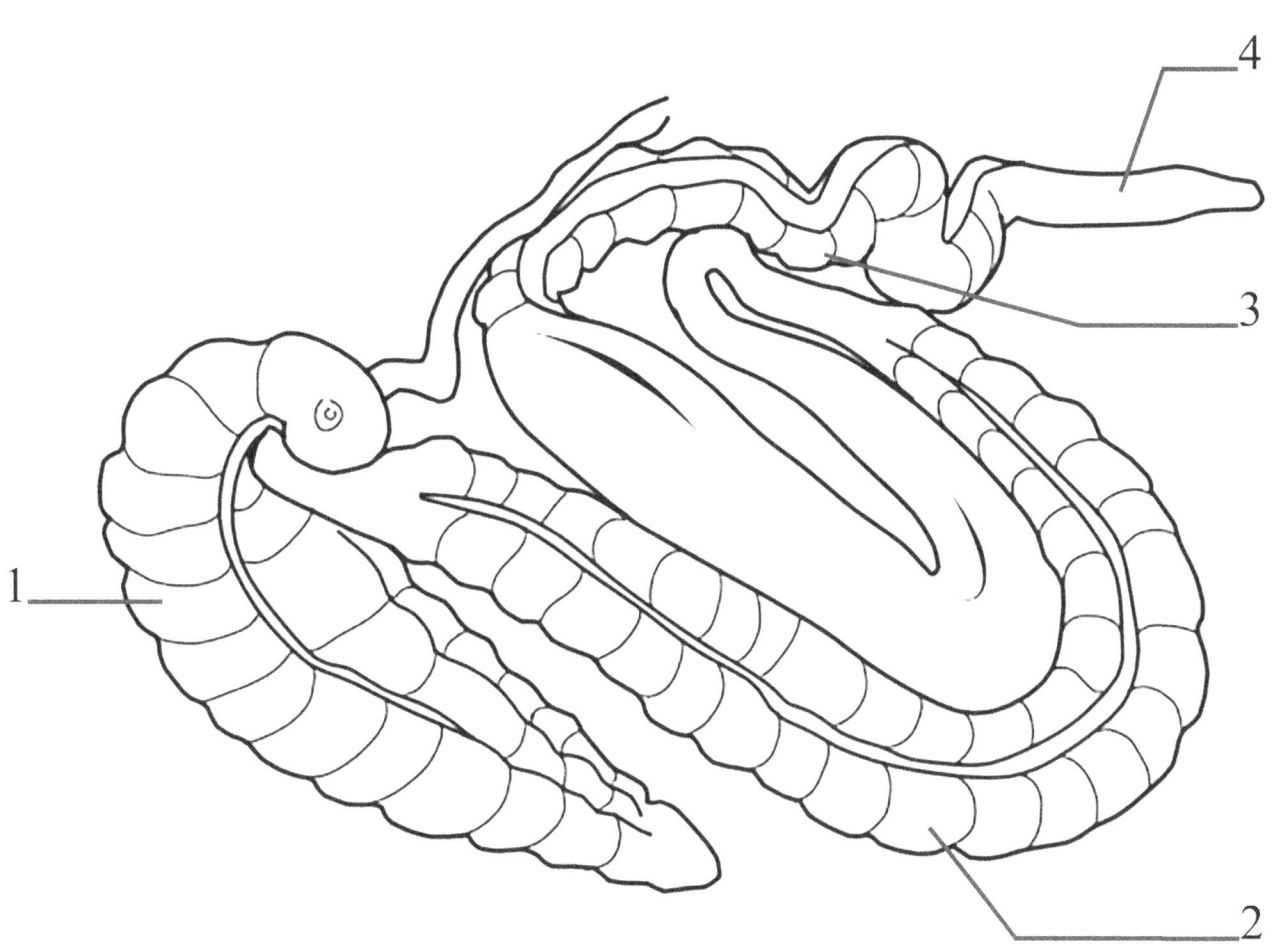

PFERDEHERZ

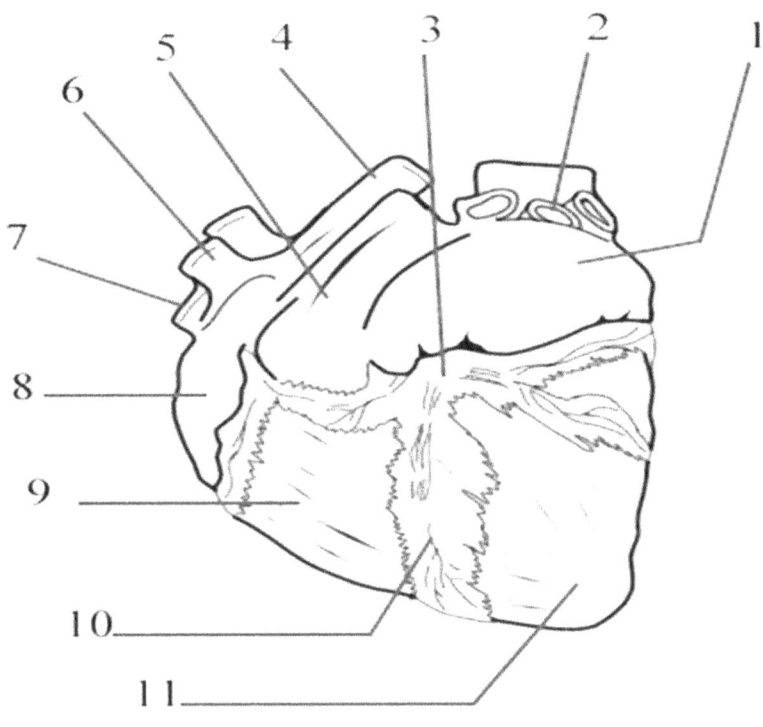

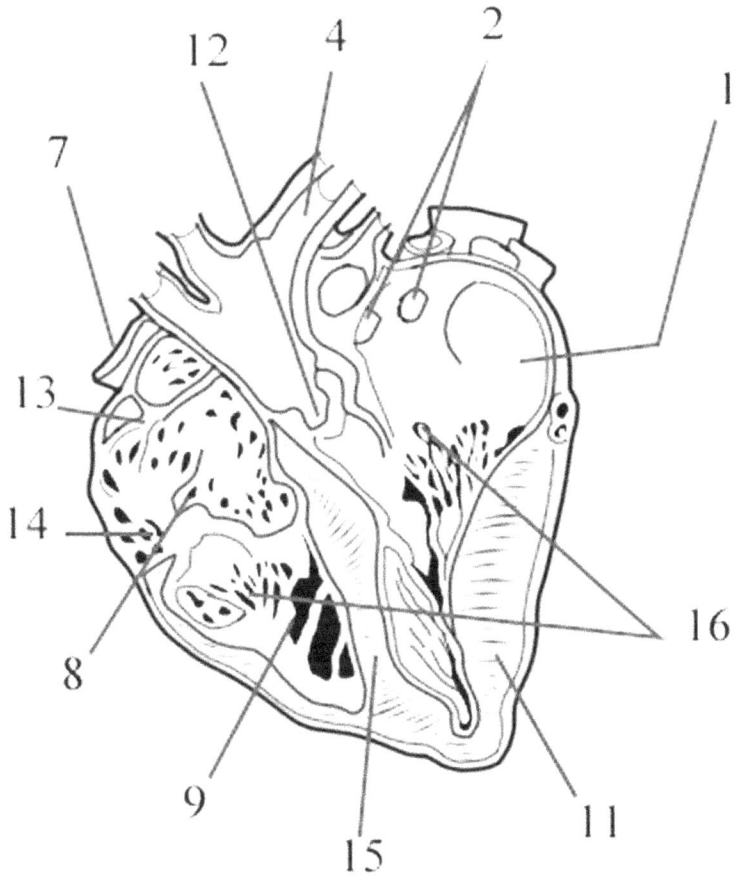

HENGST-URIN-SYSTEM

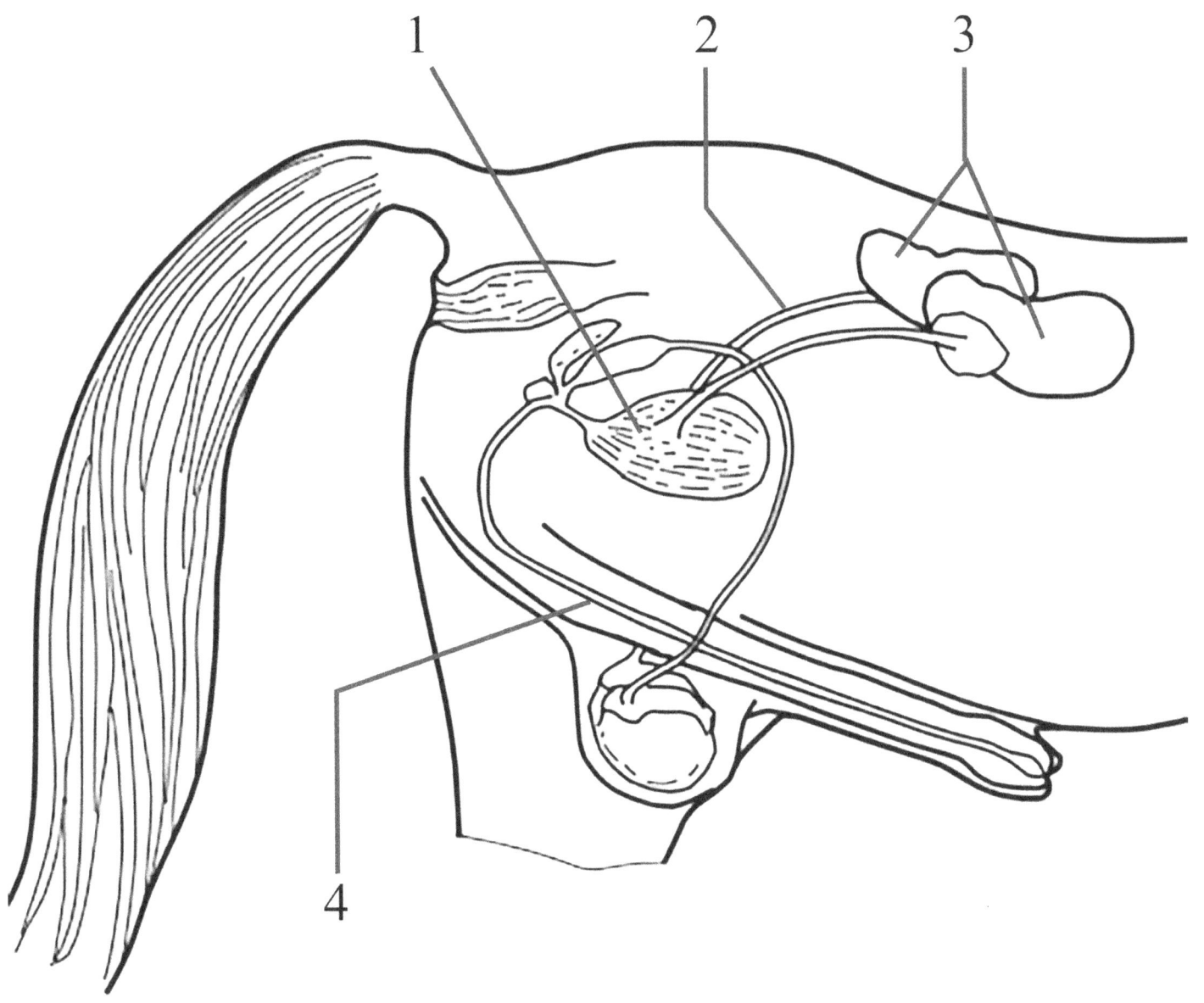

STUTE URINARSYSTEM

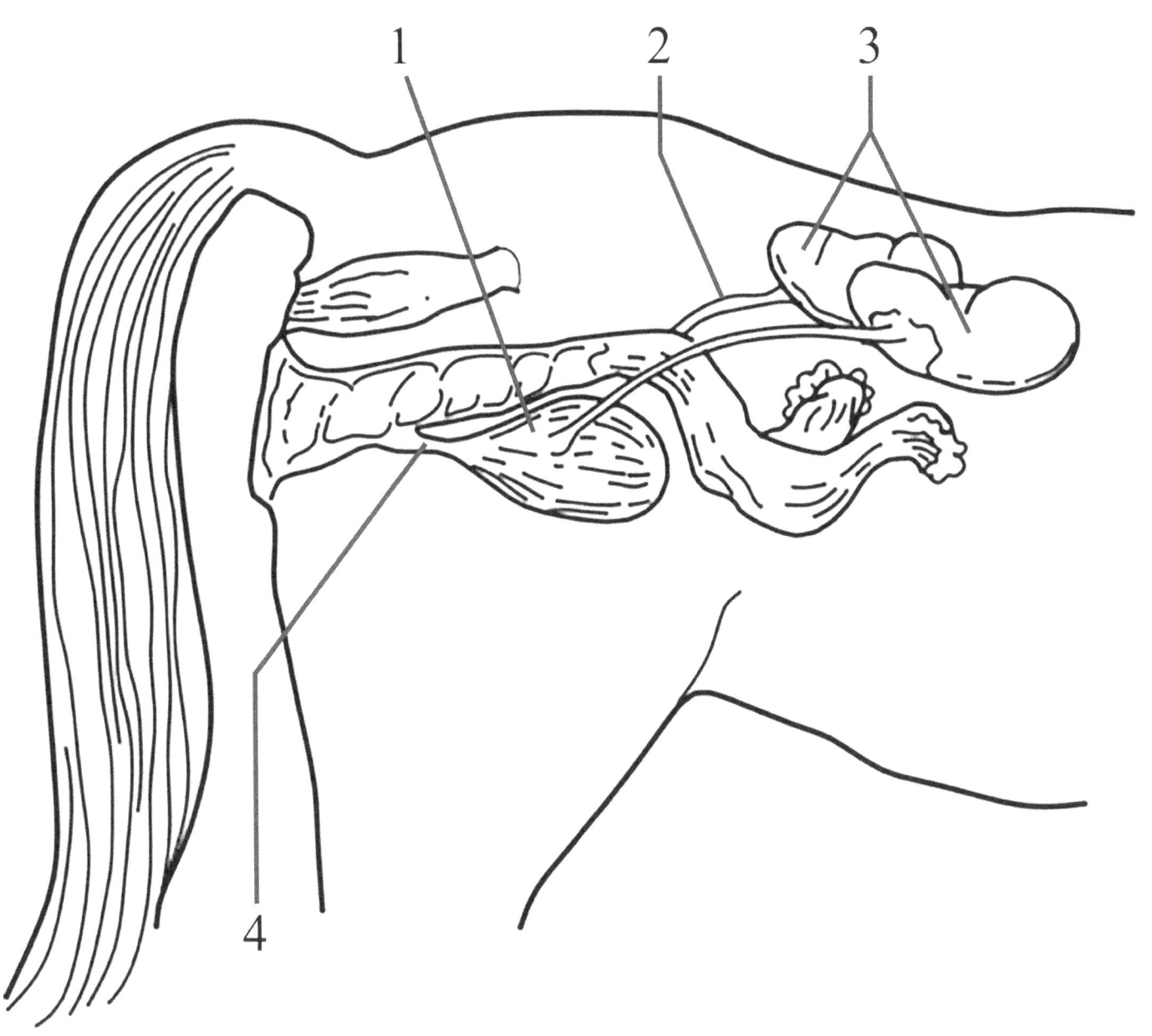

AUSSENANSICHT DER HENGST FORTPFLANZUNGSORGANE

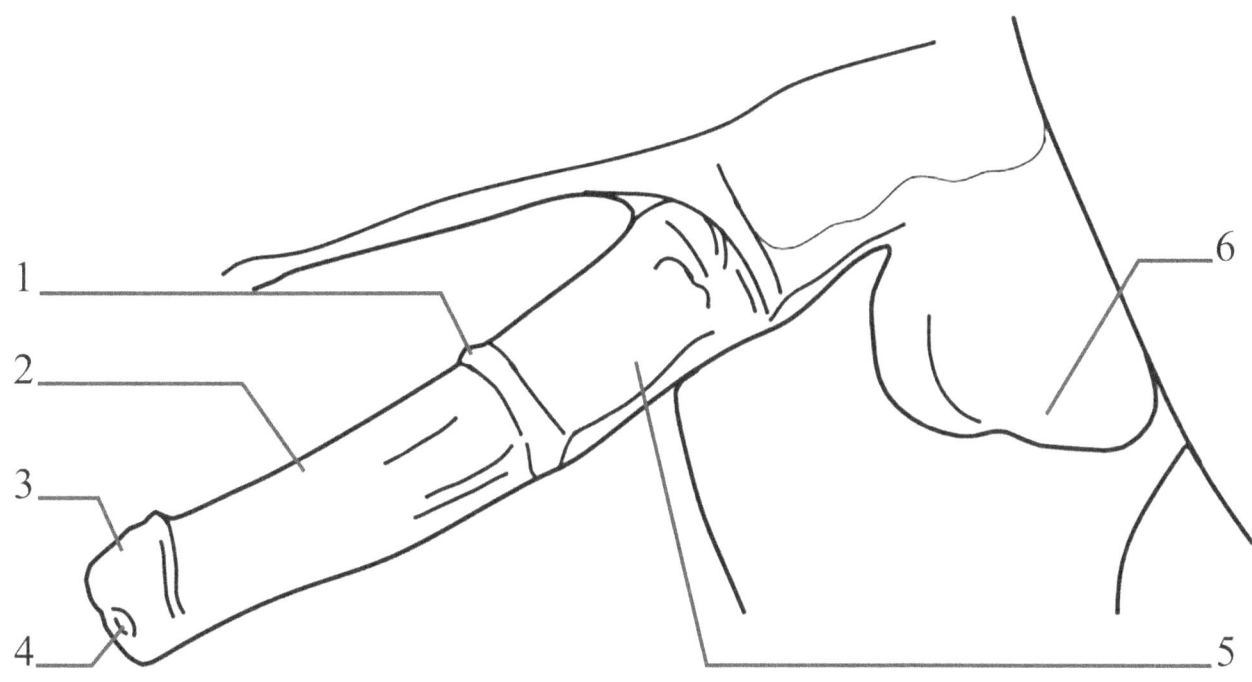

HENGST FORTPFLANZUNGSTRAKT

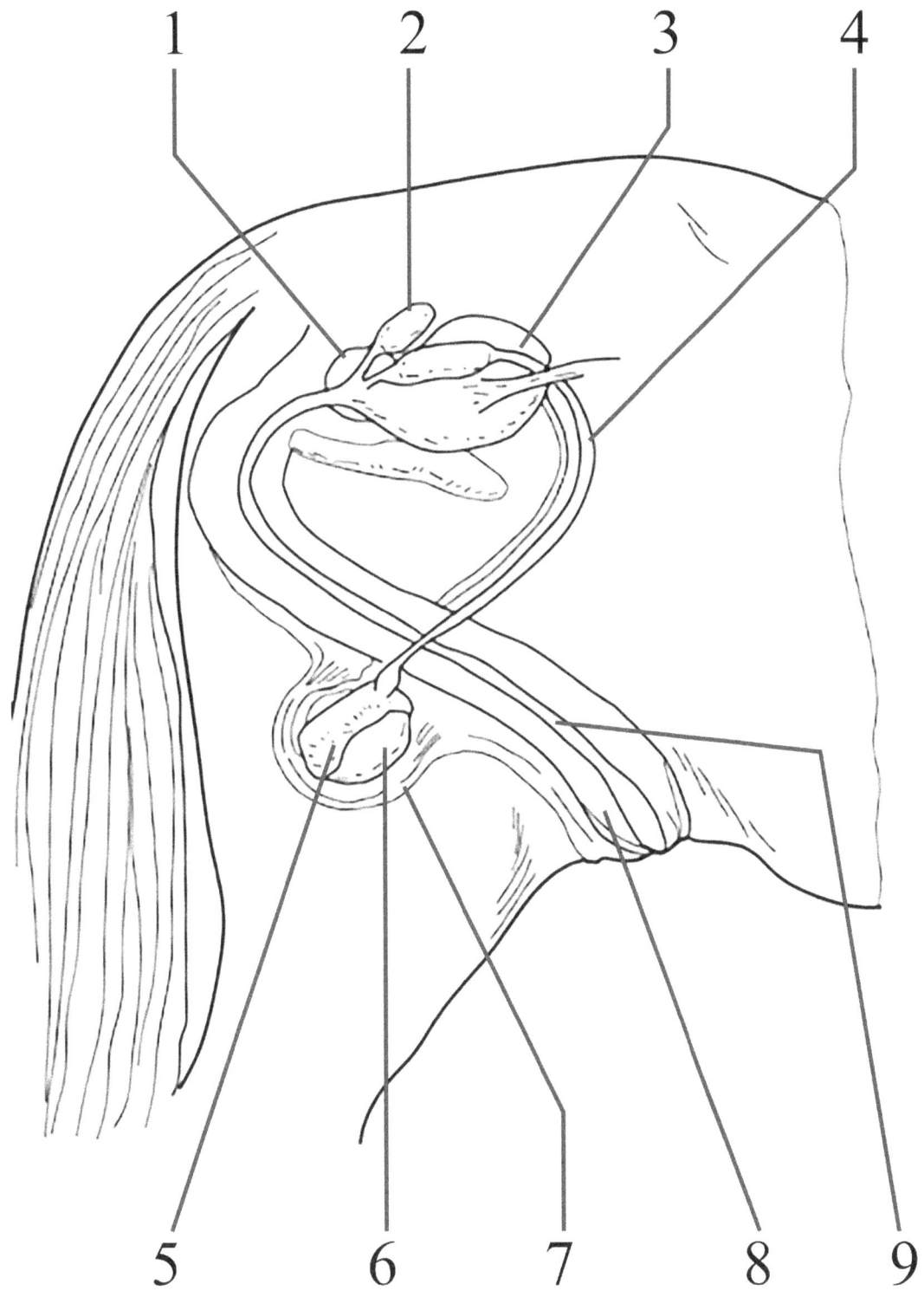

STUTE GENITALTRAKT

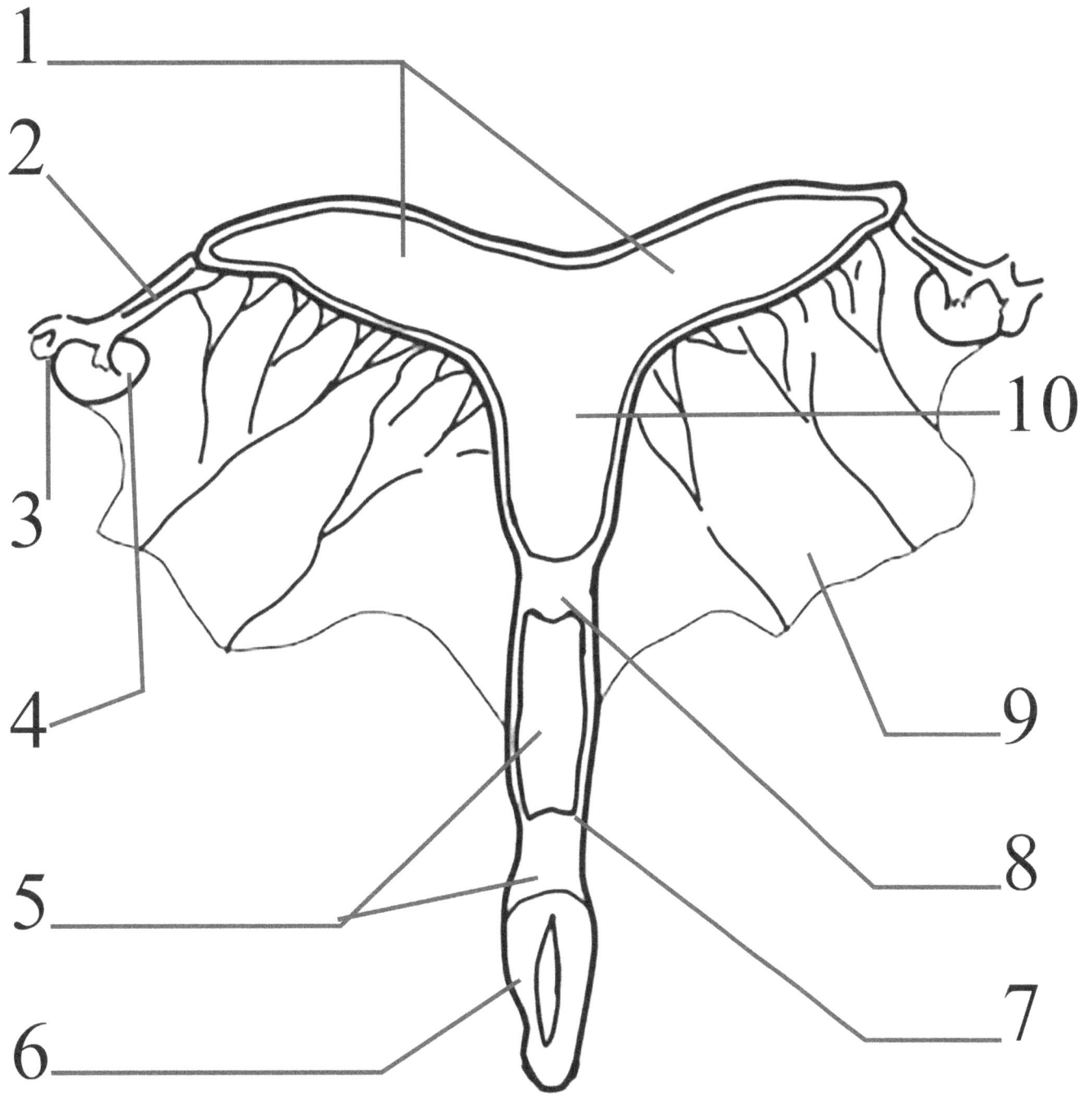

1

2

3

4

5

6

7

8

9

10

STUTE FORTPFLANZUNGSTRAKT

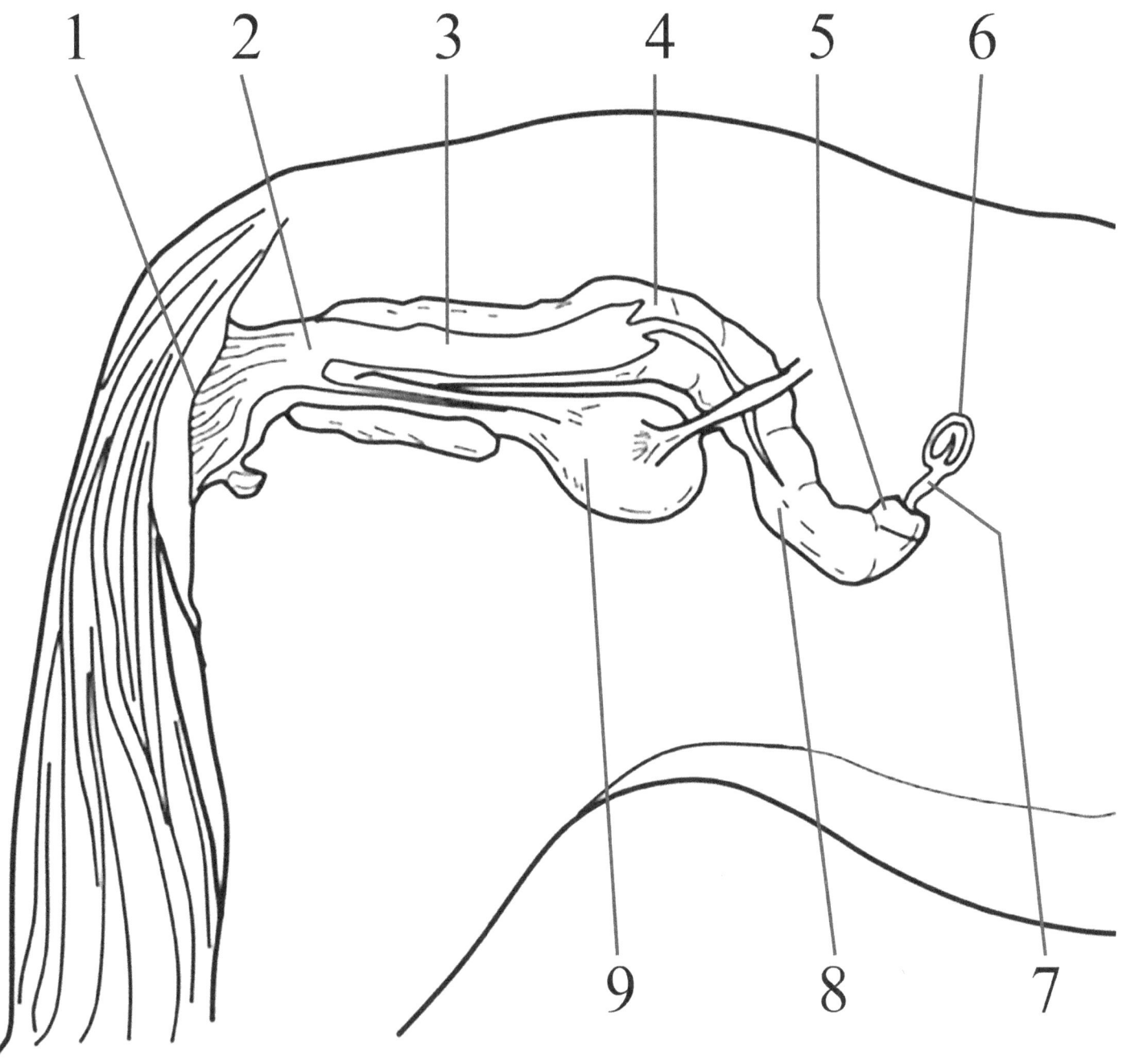

EXTERNE ANATOMIE DES PFERDES

1
2
3
4
5
6
7
8
9
10
11
12
13
14
15
16
17
18
19
20
21
22
23
24
25
26
27
28
29
30
31
32
33
34
35

VOLLSTÄNDIGES SKELETT EINES PFERDES

1. Kiefer
2. Riegel
3. Schädel
4. Atlas
5. Achse
6. Halswirbel
7. Schulterblatt
8. Lendenwirbel
9. Punkt der Hüfte
10. Lumbosakrales Gelenk
11. Kreuzbein
12. Becken
13. Hüftgelenk
14. Femur
15. Tibia
16. Sprunggelenk
17. Kanone
18. Schienenknochen
19. Patella
20. Brustkorb
21. Sternum
22. Pisiformer Knochen
23. Sesamknochen
24. Navikularknochen
25. Pedalknochen
26. Kurzer Vordermittel knochen
27. Langer Fessel knochen
28. Knie
29. Radius Knochen
30. Ellenbogengelenk
31. Humerus
32. Schulterpunkt

VORDERBEIN

1. Schulterblatt
2. Radius
3. Kanone
4. Proximale oder erste phalanx
5. Mittlere oder zweite phalanx
6. Distale oder dritte phalanx
7. Sarggelenk
8. Vordermittelfuge
9. Fesselgelenk
10. Schienenknochen
11. Akzessorischer handwurzelknochen
12. Ellenbogengelenk
13. Humerus
14. Schultergelenk

ANTERIORANSICHT DES KARPUS DES PFERDES

1. Radiusknochen
2. Mittlerer Handwurzelknochen
3. Ulnarer Handwurzelknochen
4. Vierter Handwurzelknochen
5. Vierter Mittelhandknochen
6. Dritter Mittelhandknochen
7. Zweiter Mittelhandknochen
8. Zweiter Handwurzelknochen
9. Dritter Handwurzelknochen
10. Radialer Handwurzelknochen

HINTERBEIN

1. Ilium
2. Hüftgelenk
3. Femur
4. Kniescheibe
5. Tibia
6. Kanone
7. Fesselgelenk
8. Proximale oder erste phalanx
9. Distale oder dritte phalanx
10. Sarggelenk
11. Mittlere oder zweite phalanx
12. Vordermittelfuge
13. Schienenknochen
14. Sprunggelenk
15. Knolle calcanei
16. Kniegelenk
17. Ischiatische tuberositas

PFERD TARSUS UND STIFEL

1. Tibia
2. Talus
3. Zentraler Fußwurzelknochen
4. Dritter Fußwurzelknochen
5. Dritter Mittelfußknochen
6. Verschmolzene erste und zweite Fußwurzelknochen
7. Vierter Fußwurzelknochen
8. Calcaneus

SPINALKABEL EINES JUNGEN PFERDES

1. Zervikaler teil
2. Brustteil
3. Lumbalteil
4. Sakraler Teil
5. Lumbosakrales foramen
6. Lumbale verdickung
7. Conus medullaris und cauda equina
8. Zervikale verdickung
9. Foramen intervertebrale
10. Seitliches Wirbelforamen
11. Medulla oblongata und zervikaler teil

PFERDESCHÄDEL

1. Eckzahn
2. Prämolar 1 (Wolfszahn)
3. Oberkieferbackenzähne
4. Knöcherne Umlaufbahn
5. Kiefergelenk
6. Schneidezähne
7. Backenzähne des unterkiefers
8. Unterkiefer

PFERDEZAHNHEILKUNDE

1. Molar
2. Prämolar
3. Prämolar 1 (Wolfszahn)
4. Eckzahn
5. Schneidezahn

PFERDEHUF

1. Kanonenknochen
2. Fesselgelenk
3. Haut
4. Langer Fessel knochen (erste phalanx)
5. Vordermittelfuge
6. Zweite Phalanx
7. Hufwand
8. Sohle
9. Sargknochen
10. Frosch
11. Digitales Kissen
12. Fersenbirne
13. Navikularknochen
14. Sarggelenk
15. Sigmoidaler Knochen

AUSSENANSICHT UND BODENOBERFLÄCHE DES HUFES

1. Zehe
2. Schichtmedium der hufwand
3. Weiße Linie
4. Spitze des frosches
5. Bar
6. Winkel der stange
7. Winkel der wand
8. Froschspalte
9. Ferse
10. Fersenbirne
11. Seitlicher Sulkus
12. Sohle
13. Koronarband
14. Hufwand

GLIEDMAßEN SEHNE UND BAND

1. Handwurzel
2. Kanonenknochen
3. Unteres Kontrollband
4. Äußerer Ast des Suspensivbandes
5. Oberflächliche digitale Beugesehne
6. Sesamoidknochen
7. Körper des Suspensivbandes
8. Akzessorischer Handwurzelknochen
9. Schienenknochen
10. Tiefe digitale Beugesehne
11. Oberflächliche digitale Beugesehne
12. Äste des Suspensivbandes
13. Sesamoidische bandes

RÜCKSEITE DES PFERDEHIRNES MIT ABSCHNITT LINKS HÄMISPHÄRE

1. Riechkolben
2. Hirnrinde
3. Kopf des Caudatkern
4. Plexus choroideus der Seitenwirbel
5. Septum pellucidum
6. Ammons horn (pes hippocampi)
7. Akzessorischer Nerv
8. Vermis
9. Kleinhirnhälfte
10. Gyri
11. Sulci
12. Gehirnhälfte
13. Längsgehirngewebe

PFERDEAUG

1. Bindehaut
2. Ziliarkörper
3. Augenlid
4. Kammerwasser
5. Hornhaut
6. Schüler
7. Vorderkammer
8. Iris
9. Augenlid

10. Drittes Augenlid
11. Sehnerv
12. Glaskammer
13. Sklera
14. Aderhaut
15. Netzhaut
16. Tränendrüse
17. Vorderes segment
18. Hinteres segment

AUSSENANSICHT DES PFERDESAUGES

1. Drittes Augenlid
2. Tränenpunkt
3. Tränenkarunkel
4. Öffnungen der Fußwurzeldrüsen
5. Linse (sichtbar durch die Pupille)

6. Iris
7. Sklera
8. Tränendrüse
9. Corpora nigra

ANATOMIE EINER PFERDEZUNGE

1. Zungenspitze
2. Linguales frenulum
3. Sublingualer Karunkel
4. Fungiforme Papillen
5. Fadenförmige Papillen
6. Körper der Zunge
7. Blattpapillen
8. Palatoglossaler Stumpf
9. Vallate Papillen
10. Mittlere Kehlkopfaussparung
11. Corniculate Prozess des Aryknorpels
12. Glottisch
13. Kehlkopfventrikel
14. Epiglottis
15. Gaumenmandel
16. Linguale Mandel
17. Zungenwurzel

PFERD OHR

1. Ohrmuschel
2. Gehörgang
3. Trommelfell
4. Trommelfellhöhle
5. Eustachische Röhrenöffnung
6. Hörnerv
7. Schnecke
8. Gehörknöchelchen (Hahn, Amboss und Steigbügel)
9. Vestibulärsystem

STRUKTUR DER PFERDEHAUT

1. Haarschaft
2. Talgdrüse
3. Epidermis
4. Dermis
5. untere Hautschicht
6. Haarbalg
7. Schweißdrüse

PFERDEATMUNGSSYSTEM

1. Gutturalbeutel
2. Nasenhöhle
3. Nasenlöcher
4. Bronchus
5. Rachen
6. Kehlkopf
7. Luftröhre
8. Lunge
9. Bronchiolen
10. Alveolen

VENTRALE ANSICHT DER LUNGEN

1. Herzkerbe
2. Tiefe Halsgefäße
3. Rechte Lunge
4. Zubehörlappen
5. Lappenbronchus
6. Schädellappen
7. Lungenvenen
8. Linke Lunge
9. Speiseröhre
10. Schwanzlappen

RÜCKANSICHT VON BRONCHIALBAUM

1. Lappenbronchus
2. Linke tracheobronchiale lymphknoten
3. Hauptbronchus
4. Lappenbronchus
5. Segmentaler bronchus
6. Lungenlymphknoten
7. Mittlere tracheobronchiale lymphknoten
8. Trachealgabelung
9. Rechte tracheobronchiale lymphknoten

VERDAUUNGSSYSTEM EINES PFERDES

1. Speiseröhre
2. Bauch
3. Dünndarm
4. Doppelpunkt
5. Rektum
6. Blinddarm

DER PFERDEBAUCH

1. Saccus caecus - nichtdrüsenförmiges system
2. Margo plicatus
3. Fundusdrüsenregion
4. Drüsenschnitt
5. Abschnitt der pylorusdrüse
6. Pylorus
7. Beginn des zwölffingerdarms - dünndarm
8. Speiseröhre
9. Herzschließmuskel

GROSSER DARM EINES PFERDES

1. Blinddarm
2. Dickdarm
3. Beckenflexur
4. Rektum

PFERDEHERZ

1. Linkes atrium
2. Lungenvenen
3. Koronarrille
4. Aorta
5. Lungenstamm
6. Brachiozephaler Stamm
7. Hohlvene cranialis
8. Rechtes atrium
9. Rechter Ventrikel
10. Interventrikuläre Rille
11. Linker Ventrikel
12. Aortenventil
13. Muskel pektinieren
14. Herzkranzgefäße
15. Interventrikuläres septum
16. Chordae tendineae

HENGST-URIN-SYSTEM

1. Blase
2. Harnleiter

3. Nieren
4. Harnröhre

STUTE URINARSYSTEM

1. Blase
2. Harnleiter

3. Nieren
4. Harnröhre

AUSSENANSICHT DER HENGST FORTPFLANZUNGSORGAN

1. Präputialring
2. Freier Peniskörper
3. Eichel penis

4. Harnröhrenprozess
5. innere Schicht der Vorhaut
6. Hodensack mit Hoden

HENGST FORTPFLANZUNGSTRAKT

1. Prostatadrüse
2. Vesikuläre Drüse
3. Blase
4. Samenleiter
5. Nebenhoden

6. Hoden
7. Hodensack
8. Eichel
9. Harnröhre

STUTE GENITALTRAKT

1. Uterushörner
2. Eileiter
3. Infundibulum
4. Eierstock
5. Vagina

6. Vulva
7. Querfalte
8. Gebärmutterhals
9. Breites band
10. Uteruskörper

STUTE FORTPFLANZUNGSTRAKT

1. Vulva
2. Vorhalle
3. Vagina
4. Gebärmutterhals
5. Horn der Gebärmutter
6. Eierstock
7. Eileiter
8. Körper der Gebärmutter
9. Blase

EXTERNE ANATOMIE DES PFERDES

1. Stirnlocke
2. Gesichtskamm
3. Schnauze
4. Kinnrille
5. Kehle
6. Halsrille
7. Schulter
8. Unterarm
9. Knie
10. Vorderkanone
11. Vordermittel
12. Bauch
13. Ersticken
14. Hinterkanone
15. Krone
16. Hufwand
17. Ferse
18. Fessel
19. Spitze des knöchels
20. Gaskin
21. Schwanz
22. Oberschenkel
23. Gesäß
24. Hüfte
25. Flanke
26. Dock
27. Hinterviertel
28. Kruppe
29. Lenden
30. Zurück
31. Widerrist
32. Nacken
33. Mähne
34. Kamm
35. Umfrage